DR. ANNETTE JASPER

100 FRAGEN AN DEINE ZAHNÄRZTIN

Bibliografische Information der Deutschen Nationalbibliothek
Die Deutsche Nationalbibliothek verzeichnet diese Publikation in der Deutschen Nationalbibliografie. Detaillierte bibliografische Daten sind im Internet über http://dnb.d-nb.de abrufbar.

Für Fragen und Anregungen
info@rivaverlag.de

Wichtige Hinweise
Dieses Buch ist für Lernzwecke gedacht. Es stellt keinen Ersatz für eine individuelle medizinische Beratung dar und sollte auch nicht als solcher benutzt werden. Wenn Sie medizinischen Rat einholen wollen, konsultieren Sie bitte einen qualifizierten Arzt. Der Verlag und die Autorin haften für keine nachteiligen Auswirkungen, die in einem direkten oder indirekten Zusammenhang mit den Informationen stehen, die in diesem Buch enthalten sind.

Ausschließlich zum Zweck der besseren Lesbarkeit wurde auf eine genderspezifische Schreibweise sowie eine Mehrfachbezeichnung verzichtet. Alle personenbezogenen Bezeichnungen sind somit geschlechtsneutral zu verstehen.

Originalausgabe
1. Auflage 2022

Türkenstraße 89
80799 München
Tel.: 089 651285-0
Fax: 089 652096

Redaktion: Ulrike Reinen
Umschlaggestaltung: Sonja Vallant
Umschlagabbildung: Shutterstock: grmarc, Jemastock, mirdred, NatCo, yoshi-5
Illustrationen: Shutterstock: Alex Mit: 56, Bro Studio: 118 f., Fagreia: 43, JUN KAWAGUCHI: 77, Peter Hermes Furian: 116, Vlad Kochelaevskiy: 106
Satz: Christiane Schuster | www.kapazunder.de
Druck: GGP Media GmbH, Pößneck
Printed in Germany

ISBN Print 978-3-7423-2236-4
ISBN E-Book (PDF) 978-3-7453-2014-5
ISBN E-Book (EPUB, Mobi) 978-3-7453-2013-8

Wir produzieren nachhaltig
www.m-vg.de

Weitere Informationen zum Verlag finden Sie unter
www.rivaverlag.de
Beachten Sie auch unsere weiteren Verlage unter www.m-vg.de

DR. ANNETTE JASPER

100 FRAGEN AN DEINE ZAHNÄRZTIN

Die wichtigsten Fakten zu Zahnpflege, Karies, Schmerzen, Parodontose, Bleaching und vielem mehr

riva

*Dieses Buch ist all denen gewidmet,
die mir in den sozialen Netzwerken folgen und mich
mit ihren Fragen herausfordern.*

Vielen Dank für dein Interesse an der Zahngesundheit!

Inhalt

Vorwort 6

I Das A und O gesunder Zähne – die häusliche Pflege 9

II Alles rund um den Zahnerhalt 47

III Möglichkeiten der Zahnreparatur 75

IV Der passende Zahnersatz 91

V Ganzheitliche Zahnmedizin 113

VI Ein strahlendes Lächeln – Fragen zur Ästhetik 155

VII Finanzielles – Kosten der Zahnbehandlung 169

VIII Spezialisten für alle Fälle 179

IX Prüfe dich selbst 185

Nachwort 189

Literatur 190

Über die Autorin 191

Danksagung 192

Vorwort

Die Welt ist bunter, wenn wir ihr mit einem Lächeln begegnen. Leider versuchen viele Menschen genau dies zu unterdrücken, weil sie mit ihren Zähnen unzufrieden sind. Und viele haben Angst vor dem Zahnarztbesuch. Da kommt meist so einiges zusammen: Schamgefühle, weil man die Zähne vernachlässigt hat, Angst vor Schmerzen, den Geräuschen bis hin zur Angst vor den Kosten. Ja, es stimmt: Ein Besuch beim Zahnarzt kann den Geldbeutel ganz schön belasten – vor allem dann, wenn wir ihn hinauszögern.

Der Mundbereich gehört zu unserer Intimsphäre. Kein Wunder, dass wir da besonders empfindlich sind. Aus diesem Grund brauchen wir großes Vertrauen zur Zahnärztin oder zum Zahnarzt, um uns zu öffnen. An dieser Stelle möchte ich mich bei allen meinen Patientinnen und Patienten für ihr Vertrauen bedanken! Meine Kollegen und ich geben jeden Tag unser Bestes, um euch von Schmerzen zu befreien und zum Strahlen zu bringen.

Unsere Zähne sind nicht nur zum Beißen da: Schöne, weiße, große und gesunde Zähne erhöhen unser Selbstwertgefühl. Wir alle wollen fit und vital sein oder zumindest so wahrgenommen werden. Dies funktioniert nicht mit verfärbten, schiefen Zähnen. Gerade in unserer heutigen digitalisierten Welt der Videokonferenzen, YouTube-Videos und Selfies fallen die Zähne sofort ins Auge. In der Kamera sehen wir Dinge, die wir im Spiegel nicht wahrgenommen haben. Was viele nicht wissen: Häufig ist der Weg zu einem gewinnbringenden Lächeln überhaupt nicht mit Schmerzen verbunden und viel einfacher und günstiger als gedacht.

Mindestens genauso wichtig wie die Ästhetik ist uns die Gesundheit. Zähne können unsere Gesundheit nachhaltig stören. Wir wissen, dass von den Zähnen aus viele Bakterien in den Körper gelangen und sich in Blutgefäßen, Organen, Muskeln und Gelenken festsetzen können. Ebenso kann durch die Zähne die gesamte Körperstatik gestört werden. Wenn der Biss nicht stimmt, kann es zu diversen Beeinträchtigungen der Muskel- und Knochenfunktion kommen.

Gesundheit beginnt im Mund ist der Titel eines Buches von mir, denn genau so ist es. Wir Zahnärzte können anhand des Zahnbefundes erkennen, wie es um die allgemeine Gesundheit des Betreffenden steht. Dieses Buch soll nicht den Zahnarzt ersetzen oder dir eine Lösung für dein individuelles Zahnproblem liefern, sondern ein Ratgeber sein. Es klärt die eine oder andere Frage, verschafft dir eine Wissensgrundlage für den nächsten Zahnarztbesuch und zeigt auf, was Zahnmedizin heute leisten kann. Verwende es als Nachschlagewerk, welches du immer wieder zur Hand nehmen kannst, wenn du etwas über deine Zähne wissen möchtest. Denn: Ich bekomme täglich eine Flut an Fragen. Manche über Social Media, andere per E-Mail. Die 100 häufigsten Fragen habe ich für dich in diesem Buch zusammengestellt.

Ich wünsche dir viele gute Erkenntnisse!

Deine Dr. Annette Jasper

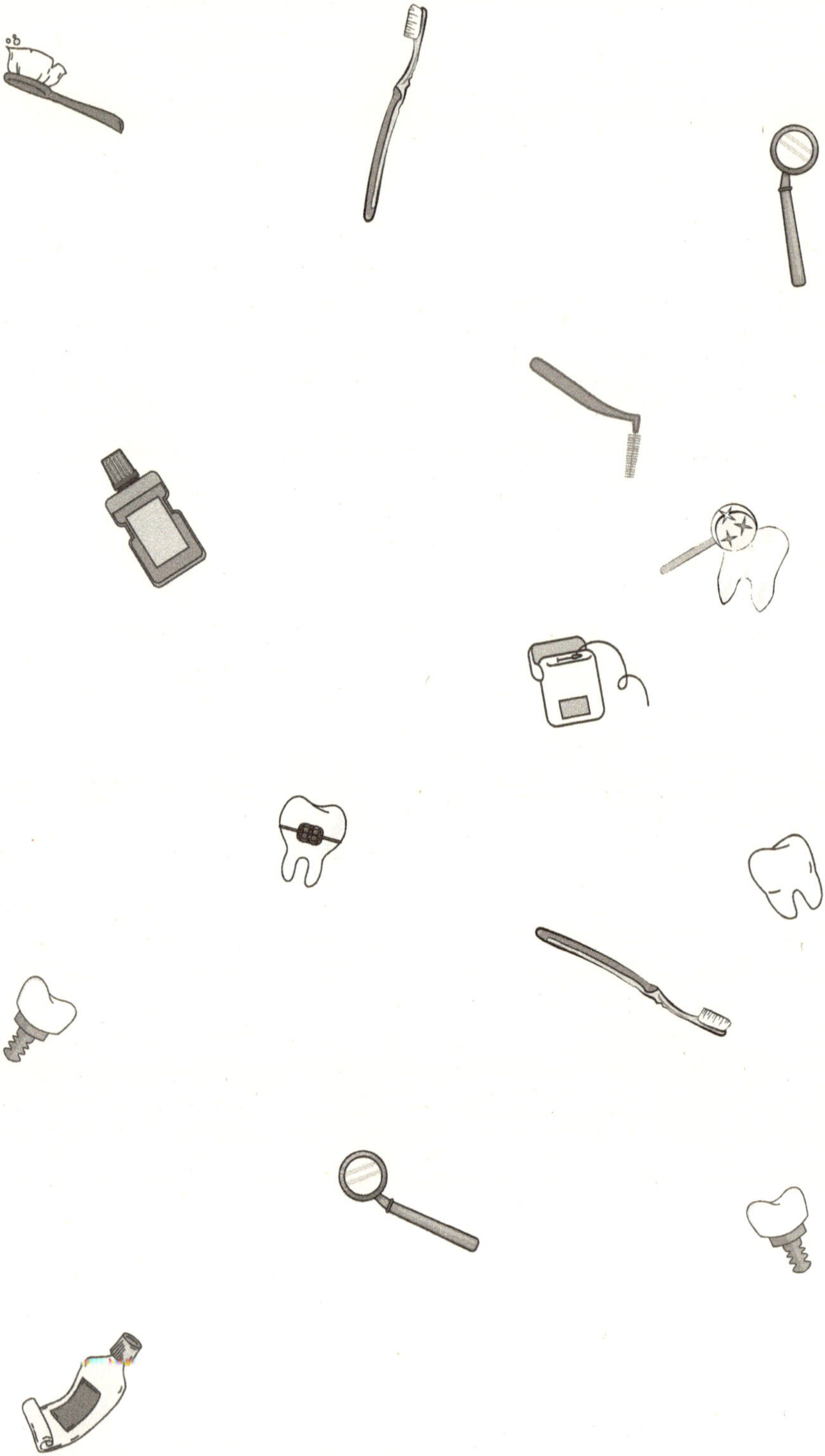

DAS A UND O GESUNDER ZÄHNE – DIE HÄUSLICHE PFLEGE

1 Was benötige ich wirklich für eine perfekte häusliche Zahnpflege?

Obwohl wir es täglich tun, gibt es doch noch immer sehr viele Unsicherheiten. Hinzu kommt sicherlich, dass mancher Werbeslogan viel mehr verspricht, als das Produkt liefern kann. Daher stellen mir tatsächlich viele Menschen immer wieder die Frage: »Was brauche ich wirklich, um meine Zähne gut zu reinigen und zu pflegen?« Jeder möchte es richtig machen, die Zähne möglichst lange gesund erhalten, schließlich bedeutet dies Lebensqualität. Und zudem kann es auch richtig teuer werden, wenn sie repariert werden müssen.

Es macht also durchaus Sinn zu wissen, was du wirklich für deine tägliche Zahnreinigung benötigst. Diese fünf Tools sind unentbehrlich für eine perfekte und gründliche häusliche Zahnpflege:

1. **Zahnbürste:** Grundsätzlich kannst du deine Zähne mit jeder Zahnbürste perfekt reinigen. Meine Erfahrung in der Praxis zeigt jedoch, dass die Zähne von Menschen, die eine Ultraschallbürste verwenden, sauberer sind.
2. **Zahnpasta:** Eine gute Zahnpasta enthält Pflege für das Zahnfleisch und Mineralien für die Zähne. Was sich so logisch anhört, ist jedoch nicht selbstverständlich. Die meisten Zahnpasten bestehen aus Chemie, die mit einer gesunden Mundflora nichts zu tun hat. Mein Tipp für den nächsten Zahnpastakauf lautet daher: Möglichst keine Parabene, Tenside, künstliche Aromen, künstliche Farbstoffe, Fluorid und Konservierungsstoffe. Die Zahnpasta sollte mehrere Pflegestoffe für das Zahnfleisch enthalten und biologisch einen neutralen pH-Wert haben. Selbstverständlich sollte sie keine groben Reibepartikelchen enthalten.
3. **Zahnseide:** Ungewachste Zahnseide reinigt gründlicher als gewachste.
4. **Interdentalbürstchen:** Auf Interdentalbürstchen sollte man auf keinen Fall verzichten. Es ist wichtig, die richtige Größe zu verwenden.

5. **Zungenschaber und -mittel:** Die Zungenreinigung wird tatsächlich von sehr vielen Menschen vernachlässigt, dabei befinden sich auf der Zunge unzählige Bakterien. Sie ist ein wichtiges Entgiftungsorgan. Wird sie täglich gereinigt, hilft dies dem gesamten Körper.

2 Ist das Zähneputzen am Abend wichtiger als am Morgen?

Die meisten Menschen putzen ihre Zähne zweimal täglich: morgens und abends. Dies halte ich auch für eine sehr vernünftige Regelung. Wichtig dabei ist: Du solltest mindestens einmal innerhalb von 24 Stunden wirklich alle Zahnflächen gründlichst reinigen. Das bedeutet: Du musst nicht jedes Mal Zahnseide und Zwischenraumbürstchen verwenden – jedoch einmal innerhalb von 24 Stunden. Dabei ist es unerheblich, ob du dies am Morgen oder am Abend tust. Du kannst deine Interdentalraumpflege auch mittags durchführen. Deine Zähne wissen ohnehin nicht, welche Uhrzeit gerade herrscht.

Vor dem Schlafengehen noch etwas zu essen und die Zähne im Anschluss nicht mehr zu putzen macht grundsätzlich nichts aus. Meine persönliche Empfehlung ist dennoch, dies zu tun, damit keine Essensreste in den Zahnzwischenräumen gären und für unangenehme Gerüche sorgen. Es reicht dann jedoch ein »schnelles« Putzen aus.

3 Was ist Zahnzwischenraumpflege?

Beachte, dass Zähne nicht geometrisch gerade geformt sind, sondern gebogen und verwinkelt. Daraus resultiert, dass du mit einer Zahnseide die Zahnzwischenräume niemals gründlich reinigen kannst. Auch eine Zahnbürste kann den Zahnzwischenraum nicht säubern – ganz gleich, was die Werbung uns verspricht.

Für eine gute Zahnzwischenraumpflege benötigen wir Interdentalbürstchen – manchmal müssen es sogar mehrere Größen sein – und zusätzlich Zahnseide.

4 Was ist bei Zahnseide zu beachten?

Mittlerweile führt die große Auswahl bei Zahnseide zu einer ebenso großen Verwirrung. Vermutlich hast du bereits mitbekommen, dass die Unterschiede gewaltig sein können: Es gibt gewachste und ungewachste, fluoridierte, mit Geschmacksverstärkern versehene, verdickte und verstärkte Zahnseide. Sie wird aus einem der folgenden zwei Materialien hergestellt:

1. **Nylon** wird zur Herstellung von Multifilament-Zahnseide verwendet, bei der mehrere Stränge zu einem »Faden« zusammengewebt werden.
2. **Polytetrafluorethylen (PTFE)** wird zur Herstellung der sogenannten Monofilament-Zahnseide gebraucht. Dabei handelt es sich um einen Einzelstrang.

Vermutlich ahnst du bereits, dass es bei der Zahnseide nicht *die* richtige gibt. Der größte Vorteil einer Zahnseide, die aus mehreren Fasern besteht: Die Seide fächert beim Gebrauch auf. Auf diese Weise ist ihre Oberfläche vergrößert und nimmt mehr Belag und Bakterien auf. Du kannst dir das ungefähr so vorstellen wie einen großen Putzlappen im Vergleich zu einem kleinen. Dieses Auffächern funktioniert allerdings nur dann, wenn die Zahnseide ungewachst ist. Ist sie gewachst, gleitet sie jedoch besser durch die Zahnzwischenräume. Wenn du also sehr enge und schwierig zugängliche Zahnzwischenräume hast, tust du dir vermutlich mit einer ungewachsten Zahnseide schwer.

Die Monofilament-Zahnseide wird auch Tape oder Zahnband genannt. Sie ist dünner, dafür häufig breiter als die gedrehte Zahnseide aus mehreren Fasern. Für Anfänger und schwierige Zahnzwischenräume ist sie häufig einfacher im Gebrauch.

Der Vorteil von gewachster Zahnseide: Die Seide gleitet einfacher durch einen Zahnzwischenraum. Allerdings ist die Putzwirkung schlechter als bei unbewachster Zahnseide und es können winzige Wachsstücke im Zahnzwischenraum verbleiben, die wiederum eine Bakterienansammlung begünstigen. Diese Zahnseide ist insgesamt dicker.

Du siehst, die Art der Zahnseide, die du wählst, hängt überwiegend von deinen Mundgesundheitsbedürfnissen und persönlichen Vorlieben ab. Manche Menschen empfinden Zahnseide als unangenehm, häufig aufgrund empfindlicher Zähne. Hier ist möglicherweise eine Zahnseide vorteilhafter, die einem dünnen Schwamm ähnelt. Diese Zahnseide ist weicher und auch etwas dicker, allerdings erst, nachdem sie Flüssigkeit aufgenommen hat.

Menschen, für welche die Handhabung schwierig ist, können Zahnseide verwenden, die an einem kleinen Halter befestigt ist.

Alle Zahnseidetypen auf einen Blick

Zahnseide	Vorteile	Nachteile
Multifilament-Zahnseide	▶ Oberfläche fächert auf und nimmt dadurch mehr Belag auf. ▶ Gute Kontrolle, ob alle Füllungen glatt abschließen	▶ Schwieriger in der Handhabung ▶ Reißt schnell
Monofilament-Zahnseide	glatter, dünner und flacher	Nimmt vergleichsweise weniger Belag mit.
Gewachst	Gleitet einfacher im Zahnzwischenraum.	Nimmt weniger Belag mit. Wachsreste können interdental verbleiben.
Ungewachst	Nimmt viel Belag mit und ist sehr gründlich.	Schwieriger im Handling Reißt schneller

An einer Stelle mit Wachs verstärkt	Sinnvoll, wenn Brückenglieder gereinigt werden müssen.	Braucht man nur, wenn man eine Brücke hat.
Schwammartig	Nimmt viel Belag mit und ist sehr gründlich.	
Mit Fluorid	Das Fluorid gelangt in den Zahnzwischenraum.	Fluorid ist umstritten. Es ist fraglich, ob die kurze Dauer des Zahnseidengebrauchs reicht, um den Zahnschmelz an dieser Stelle zu härten. Da schaut die Praxis doch etwas anders aus als die Theorie.
Mit Geschmack	Du hast nach dem Gebrauch einen besseren Geschmack im Mund.	Mehr Chemie, da der Geschmack künstlich erzeugt wird.
Mit Halter	Möglicherweise besseres Handling, wenn die Finger etwas steif sind.	Man kommt nicht in jede Ecke.

Die richtige Zahnseide auswählen

Wenn du dich jetzt immer noch – oder erst recht – fragst, welche Zahnseide die richtige für dich ist, helfen dir die folgenden Tipps weiter:

- Wenn du keine Besonderheiten im Mund hast, verwende ungewachste Multifilament-Zahnseide oder die sich schwammartig verdickende.
- Bei sehr empfindlichen Zahnzwischenräumen nimm die Zahnseide, die sich schwammartig verdickt. Sie ist sehr weich.
- Wenn du Schwierigkeiten beim Fädeln hast, wähle am besten entweder ein Tape oder gewachste Multifilament-Zahnseide.
- Hast du eine oder mehrere Brücken, benötigst du eine Zahnseide, die an einem Ende mit Wachs verstärkt ist. Diese kannst du unter der Brücke hindurchfädeln. Das übrige Stück der Zahnseide verwende für die übrigen Zähne.

5 Worauf muss ich bei Interdentalbürstchen achten?

Zunächst ist es wichtig, dass du überhaupt Interdentalbürstchen verwendest. Es ist ganz wichtig zu verstehen, dass Zahnseide allein nicht ausreicht. Am besten du verwendest beides: Interdentalbürstchen und Zahnseide. Wenn du es einmal nicht schaffen solltest, beides zu verwenden, verzichte lieber auf die Zahnseide als auf die Interdentalbürstchen.

Ein Zahn ist nicht geometrisch gerade gebaut; die Zahnform ist gebogen und teilweise auch verwinkelt. Es ist so ähnlich wie bei einem Paar Schuhe. Wenn du beide Schuhe nebeneinanderstellst, hast du immer mehrere Räume, die keinen Kontakt miteinander haben. Diese Nischen kannst du unmöglich mit der Zahnbürste und auch nicht mit der Zahnseide erreichen und säubern. Dafür benötigst du ein Interdentalbürstchen. Da es sehr unterschiedliche Zahnzwischenräume gibt, sind auch viele verschieden große Interdentalbürstchen erhältlich. Am besten ist es, wenn du dich von der Dentalhygienikerin oder dem Zahnarzt beraten lässt, welche Größe passend für dich ist. Es kann durchaus sein, dass du mit einer Größe nicht auskommst. Möglicherweise sind deine Zahnzwischenräume unterschiedlich breit, sodass du zwei oder sogar drei unterschiedliche Größen von Bürstchen benötigst. Ähnlich wie im Haushalt beim Abwaschen von Geschirr und Gefäßen wie Vasen, Flaschen und Gläsern werden spezielle Büsten zur Säuberung benötigt. Für Ofen und Grill brauchst du wieder andere Utensilien. Deine Zähne sollten dir allerdings weitaus mehr am Herzen liegen als eine Vase.

Aber es kommt nicht nur auf die Größe des Interdentalbürstchens an. Beim Kauf achte auch auf folgende Punkte:

- Das Ende des Drahtes sollte abgerundet sein, damit du dich nicht verletzt.
- Die Borsten sollten dicht genug und jeweils ebenso abgerundet sein.
- Der Halter sollte dir gut in der Hand beziehungsweise zwischen den Fingern liegen.
- Besonders nachhaltig sind Interdentalbürstchen aus Bambus, denn durch die Verwendung erzeugst du weniger Müll.

Wichtig zu wissen: Jede Firma, die Interdentalbürstchen herstellt, hat diese farblich (oder bei Bambus durch Linien) kodiert. Du kannst jedoch die Farbgebung einer Marke *nicht* auf eine andere übertragen. Nach Gebrauch wird das Bürstchen – wie eine Zahnbürste auch – gereinigt. Du kannst es so lange verwenden, bis es verbogen ist oder die Borsten abgenutzt sind.

Meine Tipps zur Anwendung

- Mache es dir zur Gewohnheit, die Zwischenräume einmal täglich zu reinigen. Am besten immer morgens oder abends in die Zahnpflegeroutine einbinden – dann vergisst du es nicht.
- Wähle die passende Größe für die unterschiedlichen Zahnzwischenräume. Lasse dich dazu in deiner Zahnarztpraxis beraten.
- Die Zahnzwischenraumbürstchen immer vollständig (aber nicht mit Gewalt!) durch den Zwischenraum schieben.
- In jedem Zahnzwischenraum das Bürstchen dreimal hin und her bewegen.
- Zwischendurch die Interdentalbürste unter fließendem Wasser reinigen und zum Schluss nochmals gründlich abwaschen und zum Trocknen aufstellen.
- Je nach Modell und Gebrauch müssen die Bürstchen in unterschiedlichen Abständen gewechselt werden. Denke daran, ein Interdentalbürstchen wegzuwerfen, wenn du einen Infekt hattest – ebenso wie die Zahnbürste.
- Bei eng stehenden Zähnen Zahnseide verwenden.

6 Worauf kommt es bei der Zahnpasta an?

Das wichtigste bei einer Zahnpasta ist, dass diese Mineralien für die Zähne und Pflegestoffe für das Zahnfleisch beinhaltet. Leider ist das nicht immer der Fall – genau betrachtet sogar meistens. Aus diesem Grund lohnt es sich, genauer hinzuschauen, schließlich handelt es sich um ein

Mittel, welches wir jeden Tag etwa sechs Minuten im Mund haben. Für 50 Jahre hochgerechnet sind dies 109 500 Minuten oder 1825 Stunden; bei einem 70-Jährigen 153 300 Minuten. Das sind 2555 Stunden! Und ich habe mit Mindestzeiten gerechnet ... Nun sollten wir auch wissen und bedenken, dass die Mundschleimhaut sehr gut durchblutet ist. Alle Substanzen, die mit dieser in Berührung kommen, werden innerhalb von Sekunden aufgenommen. Bedenke einmal, wie schnell Medikamente wirken, die in den Mund gesprüht (zum Beispiel Asthmaspray) oder die gelutscht werden. Es macht in meinen Augen keinen Sinn, sich gesund zu ernähren, auf Bioqualität zu achten und dann 2000 Stunden lang Gifte in den Körper zu lassen. Wir sollten den Inhaltsstoffen in der Zahnpastatube daher Beachtung schenken und nicht nur auf Geschmacksstoffe und Schäume hereinfallen, die uns ein frisches Gefühl vermitteln.

Zahnpasta ist ein Kosmetikprodukt und wird nicht auf Allergene und gesundheitsgefährdende Substanzen geprüft. Wenn die Werbung dir einen Schutz vor Karies und Parodontose verspricht und Stiftung Warentest dies bezeugt, so solltest du bedenken, dass die Zahnpasta mit einer Zahnbürste verteilt wird. Die Beseitigung der Beläge ist also das Werk der Zahnbürste, die dich vor Karies und Parodontose schützt.

In herkömmlicher Zahnpasta sind viele bedenkliche Inhaltsstoffe enthalten. Aus diesem Grund warnen die Hersteller mit entsprechenden Hinweisen. So heißt es »Vor Kindern unzulänglich aufbewahren« oder »Bitte nicht schlucken« oder ähnlich.

Damit du besser entscheiden kannst, was du in Zukunft zum Reinigen deiner Zähne verwenden möchtest, habe ich die wichtigsten Inhaltsstoffe, die in Zahnpasten enthalten sind, für dich zusammengetragen. Die Hauptbestandteile von Zahnpasta sind:

- Putzmittel (Schleifmittel)
- Feuchthaltemittel
- Wasser
- Aromastoffe (künstliche Aromen)
- Bindemittel (Emulgatoren)
- Färbemittel (künstliche Farbstoffe)

- Konservierungsstoffe
- Geschmacksstoffe (Süßstoffe)

Weitere Bestandteile von Zahnpasten sind:

- Fluoride
- Vitamine
- Bleichmittel
- Kräuterextrakte
- Schaumbilder

Die Zahnpasta wird in der Regel so zusammengemischt, dass möglichst schnell ein sauberes und frisches Gefühl im Mund entsteht.

Leider führen die künstlichen Bestandteile zu Reizungen an der Mundschleimhaut. Sie sind allergieauslösend und machen die Mundschleimhaut und die Zähne anfällig. Dies gilt ganz besonders für die Schaumbilder.

Das Konservierungsmittel Triklosan ist so stark, dass es alle Bakterien abtötet. Weitere Konservierungsmittel, die Parabene, verändern den Hormonhaushalt. Sie erhöhen den Östrogenspiegel. Schleifmittel rauen den Schmelz auf. Emulgatoren bewirken, dass die Bestandteile in der Zahnpasta nicht verkleben, jedoch machen sie auch die Mundschleimhaut durchlässiger. Auf diese Weise können die schädlichen Substanzen noch leichter in den Körper eindringen.

Halte dir bitte immer vor Augen: Alles, was in deinen Mund hineinkommt, wird von der Mundschleimhaut in Sekundenschnelle aufgenommen – ganz gleich, ob es sich um einen gesunden oder krank machenden Stoff handelt. Aus diesem Grund solltest du dir genau überlegen, was du in deinen Mund lässt. Was in deinen Mund kommt, gelangt auch in den ganzen Körper. Ich empfehle dir daher, ein Bioprodukt zu verwenden, welches zusätzlich viele unterschiedliche Pflegestoffe für das Zahnfleisch enthält.

Ein anderes Wort für »Zahnfleisch« ist »Mundschleimhaut«. Wie die Haut benötigt diese spezielle Pflege, um gut zu regenerieren. Am besten ist, du bietest ihr unterschiedliche Substanzen an. Probiere ein wenig aus, was deinem Zahnfleisch guttut, bei einem kann es Kamille, bei einer anderen Salbei oder Neem sein. Eine Mischung ist immer besser als eine einzelne Substanz.

So stellst du Zahnpasta selbst her

- 2 TL Natriumhydrogencarbonat (Backpulver)
- 1 Msp. nicht raffiniertes Speisesalz (Meersalz oder Himalayasalz)
- 2–3 Tropfen dreiprozentiges Wasserstoffperoxid (H2O2)

Vermische alle Zutaten miteinander. Zusätzlich kannst du noch Vitamin C, Kokosöl oder ätherische Öle untermischen. Sei vorsichtig, denn das Wasserstoffperoxid hinterlässt Flecken, wenn es auf deine Kleidung gelangt.

Natriumhydrogencarbonat ist der basische Träger. Zusätzlich hat es eine leicht aufhellende Wirkung. Das Meersalz enthält Mineralien und wirkt wie »Schleifkörper« etwas abrasiv. Wasserstoffperoxid hat eine desinfizierende Wirkung.

Meine Tipps zum Zahnpastakauf

Wenn du deine Zahnpasta nicht selbst herstellen möchtest, solltest du beim Kauf Folgendes berücksichtigen:

- Es handelt sich um eine basische Paste.
- Sie enthält keine oder nur geringe Abrasivkörper.
- Farb-, Aroma- oder künstliche Geschmacksstoffe sind nicht enthalten.
- Sie enthält keine Parabene und Tenside.
- Die Zahnpasta ist fluoridfrei.

Fluorid in der Zahnpasta

Der Grund für Fluoride in Zahnpasten ist folgender: Fluorid soll vor Karies schützen. Dies ist tatsächlich aber noch nie hundertprozentig nachgewiesen worden.

Fakt ist: Fluorid härtet den Schmelz. Aber: Fluoride schaden dem Immunsystem, da sie den Zellstoffwechsel stören. Dadurch werden Enzyme in ihrer Wirkung geschädigt. Folgende Symptome können durch zu viel Fluorid ausgelöst werden:

- Allergien
- Knochenbrüche
- Gelenkschäden
- Störungen im Immunsystem und somit viele chronische Erkrankungen, die dadurch entstehen können, bis hin zum Krebs

Auf fluoridhaltigen Zahnpasten stehen meist Warnhinweise. Warum? Nun, der Inhalt einer halben Tube fluoridhaltiger Zahnpasta kann ein zweijähriges Kind töten, bei einem sechsjährigen Kind können Dreiviertel einer Tube genügen, um dieses in ernste gesundheitliche Schwierigkeiten zu bringen.

Entscheide bitte selbst, ob in deiner Zahnpasta Fluorid enthalten sein soll oder nicht. Als ganzheitliche Zahnärztin stehe ich der täglichen unkontrollierten häuslichen Fluoridanwendung skeptisch gegenüber. Ich begrüße aber in Einzelfällen die lokale Fluoridanwendung in der Zahnarztpraxis.

Mythos

»FLUORIDE HÄRTEN DIE ZÄHNE« – STIMMT DAS?

Fluorid härtet den Zahnschmelz und verteidigt ihn somit gegen Karies. Leider ist dies aber nicht die einzige Eigenschaft von Fluoriden, wie mittlerweile viele Menschen befürchten. Dies ist nicht unbegründet, denn ein Zuviel an Fluorid kann zur Fluorose führen, weißlich-gelben Flecken auf den Zähnen. Das ist jedoch nicht alles. Fluoride haben Nebenwirkungen, die vielen nicht bewusst sind: Sie fördern die Verkalkung der Zirbeldrüse, stören die Mundflora, können die Schilddrüsenfunktion beeinflussen und die Nieren schädigen. Das Problem ist: Fluoride sammeln sich in Organen, Knochen, Zähnen und im Bindegewebe an, denn wir nehmen sie nicht nur mit der Zahnpasta auf. Sie sind in vielen Lebensmitteln enthalten und sehr häufig auch im Trinkwasser.

7 Was ist dran an der schwarzen Zahnpasta mit Aktivkohle?

Der Hype um Aktivkohle-Zahnpasta schlägt immer größere Wellen und liefert somit ständig neuen Stoff für Diskussionen. Während die einen von weißen Zähnen in kürzester Zeit berichten, warnen Experten vor möglichen Langzeitfolgen. Ich möchte an dieser Stelle Licht in das Dunkel bringen.

Was ist Aktivkohle überhaupt? Es handelt sich um ein schwarzes, feinkörniges Granulat, das aus Kohlenstoff besteht. Aktivkohle ist in der Lage, Giftstoffe und Bakterien wie ein Schwamm aufzusaugen und wird daher gern bei Magen-Darm-Beschwerden verwendet. In der Zahnmedizin findet sie zunehmend Beachtung, da sie Zahnverfärbungen effektiv und schonend beseitigen soll. Im Gegensatz zu herkömmlichen Zahnpasten, welche die Verfärbungen durch Reibung beseitigen, schafft es die Aktivkohle durch Adsorptionskraft. Dies ist ein physikalischer Prozess, bei dem Stoffe auf der Oberfläche eines anderen Stoffes haften bleiben und sich an dessen Oberfläche anreichern. Die Kräfte, die diese Bindung verursachen, nennt man Van-der-Waals-Kräfte. Aktivkohle ist in verschiedener Form erhältlich:

- **Tabletten:** Die Tablette soll vor der Zahnreinigung zerkaut werden. Nachdem sich das Mittel im Mund verteilt hat, werden die Zähne wie gewohnt geputzt.
- **Puder:** Das Puder wird in Wasser aufgelöst und als Mundspülung verwendet.
- **In Zahnpasta:** Auch Zahnpasten wird Aktivkohle zugesetzt. Jedoch gibt es hier einen entscheidenden Unterschied: In der Zahnpasta gebunden funktioniert der Adsorptionsprozess nicht mehr. Das bedeutet, die Aktivkohle, welche in Zahnpasten enthalten ist, entfernt die Verfärbungen am Zahn nicht durch Adsorption sondern durch Abschleifen. Es ist die raue Oberfläche der Aktivkohle, welche die Verfärbungen abreibt, wodurch der Zahn heller erscheint. Um dies ein wenig auszugleichen, wird den Aktivkohlezahnpasten oft Hydroxylapatit beigefügt. Dies ist ein natürlicher Bestandteil des Zahnschmelzes und gleicht ganz kleine Unebenheiten aus. Dadurch fühlt sich die Zahnoberfläche glatter an.

Die Risiken von Aktivkohle-Zahnpasta

Wie bereits erwähnt herrscht Uneinigkeit über diese Art der Zahnpasta. Wenn eine Zahnpasta zu grobe Schleifpartikel enthält, wird der Zahnschmelz bei regelmäßiger Anwendung geschädigt. Dies kann dazu führen, dass Zähne empfindlicher auf Temperatur und Süßes reagieren und schneller Karies bekommen. Die Zusätze an Hydroxylapatit, die diesen Schaden ausgleichen sollen, sind nicht wirkungsvoll genug. Die Zähne werden demnach nicht ausreichend mit Mineralien versorgt.

Zudem können Veränderungen der Mundflora auftreten: Wenn die Aktivkohle durch Adsorptionskraft Verfärbungen und Bakterien an sich bindet, dann macht sie keinen Unterschied zwischen guten und schlechten Bakterien. Auf diese Weise kann sie die Bakterienpopulation und somit die Mundflora negativ verändern.

Das solltest du wissen: Aktivkohle wird in der Regel aus Holz- oder Torfkohle hergestellt. Wenn überhaupt sind nur diese Kohlearten nützlich für die Zahnpflege. Es lohnt sich jedoch, einen Blick auf die Inhaltsliste von Aktivkohle-Zahnpasten zu werfen. Oftmals ist statt Aktivkohle (»charcoal«) nämlich nur Ruß enthalten, der zwar dieselbe schwarze Farbe verleiht, aber keine andere Wirkung besitzt. Carbon Black ist zum Beispiel ein Industrieruß, der in einigen Zahncremes enthalten ist und Untersuchungen zufolge sogar krebserregend sein kann.

8 RDA-Wert der Zahnpasta – was ist das?

Der RDA-Wert gibt an, wie schleifintensiv eine Zahnpasta ist. Je höher der RDA-Wert, desto mehr Zahnsubstanz wird beim Putzen abgetragen. Deine Zahnpasta sollte einen möglichst niedrigen RDA-Wert haben. Gesetzlich muss dieser nicht auf den Tuben erwähnt werden – von circa 70 Prozent der Zahnpasten auf dem Markt ist der RDA-Wert unbekannt. Viele Hersteller geben diesen nur ungern an; man kann aber dort direkt nachfragen.

Die Abkürzung RDA steht für »Relative Dentin-Abrasions-Wert«. Dieser Wert entsteht im Laborversuch. Genau betrachtet gibt er an, wie viel Dentin mit der entsprechenden Zahnpasta abgetragen wurde. Ich halte diesen Laborversuch für kritisch und bin mir sicher, dass sehr viele Zahnpasten den Wert nicht auf der Tube aufgelistet haben, weil er gar nicht bekannt ist. Viel sinnvoller fände ich, wenn gemessen wird, wie viel Schmelz abgetragen wird. Immerhin ist dies die oberste Zahnschicht und nicht das darunterliegende Dentin (Zahnbein). Es wird jedoch sichtbar, wenn sich das Zahnfleisch zurückbildet. Dann kommt das leicht gelbliche Dentin zum Vorschein, welches aufgrund seiner Struktur weicher und empfindlicher ist.

Es gibt keine Verpflichtung für die Messung des RDA-Wertes. Kleine Firmen können sie häufig aus Kostengründen gar nicht durchführen. Eine herkömmliche Zahnpasta hat meist einen RDA-Wert von 50. Auf keinen Fall sollte der Wert höher als 80 sein. Dann besteht die Gefahr einer schnellen Schädigung der Zahnoberfläche. Zahnpasten für sensible Zähne sollten einen RDA-Wert unter 50 haben.

Der optimale RDA-Wert

RDA-Wert	Art der Zahnpasta
40–80	Herkömmliche Zahnpasta
< 40	Zahnpasta für sensible Zähne
> 80	Ungeeignete Zahnpasta, bitte meiden

Mein Tipp zur Messung der Abrasionskraft von Zahnpasta

Zerreibe die Paste zwischen den Fingern. Wenn du keine Reibepartikelchen spürst, kannst du sie verwenden.

Benutzt du eine elektrische oder Schallzahnbürste, sollte der RDA-Wert unter 50 liegen.

9 Wie wichtig ist eine elektrische Zahnbürste?

Wenn man der Werbung Glauben schenken möchte, dann brauchen wir alle eine elektrische oder noch besser eine Ultraschallzahnbürste, um unsere Zähne richtig zu putzen. Ganz so ist es nicht. Ich bin nicht der Meinung, dass du dir eine teure Zahnbürste kaufen musst, um die Mundhygiene richtig auszuführen. Viele Menschen kommen mit der Handzahnbürste sehr gut klar und zeigen auch in der Prophylaxe, dass sie damit sehr viel Belag entfernen können. Für sie lohnt sich der Umstieg meist nicht. Hinzu kommt, dass die elektrischen Zahnbürsten erheblich teurer sind als Handzahnbürsten und ökologisch schlechter dastehen.

Dennoch beobachte ich in der Praxis bei vielen Patientinnen und Patienten, dass durch die Anwendung einer elektrischen oder Ultraschallzahnbürste die Zähne deutlich besser gereinigt sind. Wie kommt das?

1. Die elektrische oder Ultraschallzahnbürste führt ihre Bewegungen von allein aus. Wir brauchen den Bürstenkopf nur an den Zahn zu halten.
2. Der Bürstenkopf ist kleiner als bei einer herkömmlichen Handzahnbürste. Das bedeutet: Er gelangt mühelos auch an den letzten Zahn und putzt ihn dank der Rotationsbewegung genauso gründlich.
3. Dank des kleinen Bürstenkopfs bist du gezwungen, dich Zahn für Zahn vorzuarbeiten. Jeder Zahn bekommt so deine Aufmerksamkeit.
4. Viele Menschen reinigen ihre Zähne mit einer solchen Zahnbürste bewusster.
5. Bei einigen Modellen kann die Zeit einprogrammiert werden, das bedeutet: Du putzt auf jeden Fall lange genug.
6. Das Zähneputzen wird häufig zum Erlebnis gemacht. Wenn dies hilft, deine Zähne gesund zu erhalten, dann bitte weiter so.

Möglichkeiten der elektrischen Zahnbürste

Das sagt die Wissenschaft: Die elektrischen Zahnbürsten erzielen bei der richtigen Anwendung minimal bessere Reinigungsergebnisse als manuelle Handzahnbürsten. Dennoch: Die eine, beste Zahnbürste gibt es nicht, es werden immer nur passende Zahnbürsten für individuelle Anforderungen angeboten. Aus diesem Grund halte ich es für sinnvoll, Verschiedenes auszuprobieren.

Jedoch gilt auch bei den elektrischen und Ultraschallzahnbürsten: Zahnbürste ist nicht gleich Zahnbürste. Das lässt sich nicht nur preislich feststellen, sondern auch anhand der Features: Von verschiedenen Putzfunktionen, Zahnweißprogrammen und Putz-Timern bis hin zum Zahnfleisch-Massierer, Andruckschutz und der App-Kopplung gibt es reichlich Anwendungen, die das Zähneputzen zum Erlebnis machen sollen.

Vorteile der Schalltechnologie

- Gut für Anfänger, da nicht zu kräftig aufgedrückt werden kann. Diese Technologie verzeiht Fehler in der Anwendung.
- Der Schall reinigt zwar auch nicht in den Zahnzwischenräumen, jedoch wird der Belag etwas aufgelöst.
- Der Borstenkopf ist etwas länglich – ähnlich dem einer Handzahnbürste. Dadurch trifft man mehr Zähne auf einmal und hat eine stabile Berührungsfläche.
- Die Bürsten bieten meist mehrere Programme an, sodass man das passende für den speziellen Zustand der Zähne findet.

Vorteile der elektrischen, rotierend arbeitenden Zahnbürste

- Sehr gut geeignet für Profiputzer, die sich gern viel Mühe geben.
- Der Borstenkopf ist rund und klein. Auf diese Weise wird jeder Zahn einzeln gereinigt.
- Bei vielen Modellen gibt es einen Sensor mit einem Aufdrückschutz, der den Anwender bei zu großem Druck warnt.

Mein Fazit

Das Zähneputzen soll Spaß machen. Wenn es dir Freude bereitet, dies mit einer elektrischen- oder Schallzahnbürste zu tun, die möglicherweise auch noch an eine App gekoppelt ist und die Putzzeit in ein Diagramm umwandelt, dann ist dies wunderbar. Dann mache bitte genau so weiter. Genieße das Zähneputzen!

Für Menschen mit wenig manuellem Geschick, Menschen mit Behinderung oder älteren Menschen mit Bewegungseinschränkungen ist die elektrische Zahnbürste ein wahrer Segen, der beim Verhindern von Karies helfen kann.

10 Wie häufig und warum muss ich die Zahnbürste wechseln?

Zahnbürstenborsten nutzen sich ab. Sie müssen viel aushalten: Anpressdruck beim Zähneputzen, Belag und Bakterien.

Du solltest nach jedem Zähneputzen die Zahnbürste gut unter fließendem Wasser reinigen und mit dem Borstenkopf nach oben an der Luft trocknen lassen. Auf diese Weise verschwinden etliche Bakterien von ganz allein. Dennoch sammeln sie sich mit der Zeit immer mehr in den Borsten an. Wenn die Borsten verbogen sind oder die Zahnbürste drei Monate in Gebrauch ist, wird es Zeit, diese zu wechseln. Ebenso solltest du dir eine neue Zahnbürste gönnen, wenn du einen Infekt hattest. Die Keime des Infekts stecken nämlich noch immer zwischen den Borsten.

Beißt du womöglich auf den Borstenkopf? In dem Fall sind die Borsten nach relativ kurzer Zeit verbogen. Ich empfehle dir dennoch, ihn dann auszutauschen. Du könntest dich sonst durch schräge Borsten verletzen.

Mythos

»MIT DEM ALTER WERDEN DIE ZÄHNE LÄNGER« – STIMMT DAS?

Zähne wachsen nicht nach. Da sich jedoch der Kieferknochen abbaut, erscheinen die Zähne länger. Dies sieht bei den meisten nicht schön aus und führt zu weiteren Schlupflöchern für Essensreste und Bakterien. Die Zahnpflege ist umso wichtiger.

11 Wie wichtig ist Mundwasser?

Es gibt verschiedene Mundspülungen. Manche Spülungen sind als fertige Lösungen für den täglichen Gebrauch gedacht. Sie sind in Drogerie- oder Supermärkten erhältlich und dienen nach Herstellerangaben der Kariesprophylaxe. Sie sollen das Zahnfleisch pflegen oder den Atem verbessern. Je nach Anwendungsgebiet enthalten diese kosmetischen Mundspülungen spezielle Inhaltsstoffe. Zur Vorbeugung von Karies und zur Härtung des Zahnschmelzes wird vielen Mundspülungen Fluorid zugesetzt. Antibakterielle Mundspülungen erhalten ihre Wirkung durch desinfizierende Wirkstoffe wie ätherische Öle (zum Beispiel Thymol, Eucalyptol oder Menthol) oder Chlorhexidin in für den täglichen Gebrauch geeigneter Konzentration. Viele Mundspülungen enthalten Alkohol.

Dann gibt es die apothekenpflichtigen medizinischen Mundspüllösungen. Sie kommen zum Einsatz, wenn eine wirksame Reduktion der Bakterien im Mund erforderlich ist. Das kann bei Zahnfleischproblemen, nach Operationen im Mundraum oder einem längeren Klinikaufenthalt auf einer Intensivstation der Fall sein. In der Regel enthalten sie den antibakteriellen Wirkstoff Chlorhexidin in höherer Konzentration. Im Unterschied zu kosmetischen Mundwässern werden medizinische Mundspülungen nur über einen kurzen Zeitraum angewendet und müssen verschrieben werden.

Warum viele Menschen Mundwasser verwenden

1. **Frische am Ende des Zähneputzens:** Viele Menschen schließen ihre Zahnpflege mit einem Mundwasser ab. Da die meisten Mundspülungen mit Pfefferminze angereichert sind, ist das quasi der letzte Frischekick. Besonders Männern ist eine solche Spülung wichtig. Das Mundwasser hat dann quasi die Funktion eines Deos. Leider führt der regelmäßige Gebrauch von verschiedenen Mundwässern aber zu Geschmacksirritationen und Zahnverfärbungen.
2. **Ersatz für das Zähneputzen:** Manchmal erlebe ich es auch, dass ein Mundwasser als Ersatz für das Zähneputzen verwendet wird. In dem Fall möchte der Betreffende den Mund desinfizieren. Es

ist jedoch ein Trugschluss, dass ein Mundwasser das gründliche Zähneputzen ersetzen könnte. Es umspült den Zahn, verändert die Mundflora und ja, es desinfiziert. Jedoch ist dies im Mund meistens gar nicht angebracht. Wenn wir regelmäßig unseren Mundraum desinfizieren, tun wir uns damit nichts Gutes. Ganz im Gegenteil: Wir stören das Gleichgewicht unserer Mundflora und auf Dauer sogar die Darmflora. Wie ist das möglich? Im Mund fängt die Verdauung an. In unserem Speichel sind verschiedene Enzyme enthalten, die bereits im Mund mit ihrer Arbeit beginnen. Zum Beispiel spalten sie langkettige Zuckermoleküle. Der regelmäßige Gebrauch von Mundwässern verändert die Speichelzusammensetzung. Dadurch kann diese wertvolle Arbeit der Enzyme im Mund nicht stattfinden oder wird zumindest gestört. Die Folge können Verdauungsstörungen und Blähungen sein.

3. **Ersatz für die Interdentalraumpflege:** Für viele ist der Gebrauch von Zahnseide und Interdentalbürstchen sehr ungewohnt und ungemütlich. Sie versuchen alles, um dies zu vermeiden. Unter anderem fallen sie gern auf die Werbeversprechen der Dentalfirmen herein, die uns glauben lassen wollen, das Mundwasser würde die Bakterien im Zahnzwischenraum beseitigen, sodass Zahnseide und Zwischenraumbürstchen unnötig seien. Das stimmt leider so nicht.

Meine Empfehlung zum Mundwassergebrauch

Sei dir im Klaren darüber, warum du ein Mundwasser verwendest. Es kann niemals die Zahnbürste, Zahnseide oder das Zwischenraumbürstchen ersetzen. Wenn du das Mundwasser zur zusätzlichen Pflege für dein Zahnfleisch verwenden möchtest, nimm lieber eine natürliche Variante mit Kamille, Salbei, Thymian oder Neem oder versuche einmal das Ölziehen. Zur Mineralisierung der Zähne wähle lieber eine entsprechende Zahnpasta. Wenn du auf ein Mundwasser als Abschluss deines Zahnputzrituals nicht verzichten möchtest, wähle eine Spülung, die du selbst verdünnen kannst und die auf einer natürlichen Basis beruht. Es gibt viele Mundspülkonzentrate, die wertvolle Inhaltsstoffe haben und die du individuell dosieren kannst.

12 Warum und wie häufig sollte ich zur professionellen Zahnreinigung in die Zahnarztpraxis gehen?

Im Rahmen der professionellen Zahnreinigung werden Zähne, Zahnzwischenräume, Zahnfleischtaschen und die Zunge gründlichst gereinigt. Das bedeutet: Alle Nischen, die du selbst nicht erreichst, werden gereinigt und gepflegt. Zusätzlich werden Füllungen und Kronen auf ihre Dichtigkeit überprüft. Das Ziel der professionellen Zahnreinigung ist ein möglichst langer Zahnerhalt. Die Häufigkeit hängt vom individuellen Zahnstatus und von der Allgemeingesundheit ab. Menschen mit einer reduzierten Abwehrlage, einem hohen Karies- und Parodontitis-Risiko sollten die professionelle Zahnreinigung öfter in Anspruch nehmen als vollkommen gesunde Menschen ohne jegliche Zahnprobleme. Während ich der ersten Gruppe zu einem Besuch in der Prophylaxeabteilung alle vier bis sechs Monate rate, reichen bei der zweiten Gruppe zwölf bis in Einzelfällen sogar vierundzwanzig Monate aus.

Eines vorab: Jede Dentalhygienikerin arbeitet etwas anders – ähnlich einer Kosmetikerin. Dennoch gibt es natürlich Punkte, die immer dazugehören und abgearbeitet werden sollten. Wie gewissenhaft dies deine Zahnprophylaxefachfrau tut, kannst du nach diesem Absatz beurteilen.

Typischer Ablauf einer professionellen Zahnreinigung in der Praxis

- In einem kurzen Anamnese-Gespräch mit der Dentalhygienikerin wird geklärt, ob beispielsweise Allergien, gerade durchlaufene Infekte, die Einnahme eines neuen Medikaments, eine Schwangerschaft oder eine Stresssituation vorliegen. Dadurch kann sie den Mundhygienezustand besser einschätzen.

- Orientierende Untersuchung und Messung der Tiefe von Zahnfleischtaschen.
- Zahnsteinentfernung mittels Ultraschall und Handinstrumenten.
- Entfernung der festen und weichen Beläge.
- Entfernung von Verfärbungen mittels Airflow oder Politur.
- Politur der Zahnflächen mit einer gröberen Paste.
- Reinigung aller Nischen und Zahnzwischenräume mit unterschiedlichen Instrumenten und Tools.
- Spülung der Zahnfleischtaschen.
- Reinigung der Zunge.
- Endpolitur der Zahnflächen mit einer Hochglanzpolierpaste.
- Mineralisierung der Zähne.
- Wenn nötig: oberflächliche medikamentöse Zahnfleischbehandlung.

Durch diese gründliche und sehr gewissenhafte Reinigung aller Zahnbereiche hat die Dentalhygienikerin einen sehr guten Einblick in den gesamten Mundraum. In der Regel entgeht ihr nichts. Alle Auffälligkeiten werden in der Regel der Zahnärztin oder dem Zahnarzt gemeldet, sodass bei Bedarf entsprechende weitere Untersuchungen und Maßnahmen getroffen werden können.

Mythos

»TEE MACHT SCHLECHTE ZÄHNE« – STIMMT DAS?

Diese Annahme kommt wohl daher, dass Tee teilweise sehr hartnäckige Beläge auf den Zähnen hinterlässt. Jedoch werden die Zähne dadurch nicht schlechter – nur verfärbt. Diese oberflächlichen Verfärbungen lassen sich jedoch im Rahmen einer professionellen Zahnreinigung wegpolieren.

13 Wie reinige ich meine Zahnschiene am besten?

Grundsätzlich brauchst du keine speziellen Mittel. Am besten eignen sich Wasser, Flüssigseife oder Spülmittel und eine Bürste. Du kannst entweder eine Zahnbürste (auch gern eine alte, dann aber nur für diesen Zweck) oder einfach eine Handbürste verwenden. Gut einseifen und alle Oberflächen, besonders die Innenseite, gründlich bürsten, abspülen, fertig! Auch Gebissreiniger beseitigen Bakterien auf der Zahnschiene. Allerdings ersetzen diese nicht die mechanische Reinigung mit der Hand. Zahnpasta raut und weicht den Kunststoff auf und führt infolgedessen zu schnellerem Abrieb und Geruch, da Bakterien eingelagert werden können.

Wenn du die Zahnschiene nachts trägst, wird sie jeweils nach Gebrauch gereinigt und dann trocken in einer Box aufbewahrt. Wird sie den ganzen Tag getragen, sollte sie morgens und abends gereinigt werden.

14 Was kann ich außer der normalen Zahnpflege tun, um meine Zähne zu stärken?

Unsere moderne Ernährung ist häufig sehr säurehaltig. Durch ein Übermaß an Säure verlieren unsere Zähne immer mehr Mineralien und werden nicht nur empfindlich, sondern auch anfälliger für Karies. Daher ist es sehr wichtig darauf zu achten, genügend Ausgleich durch Remineralisierung zu schaffen. Darunter versteht man einen Prozess, bei dem Mineralien in den Zahn eingebaut werden, wo sie fehlen. Dies schaffst du, indem du ausreichend Calcium, Magnesium, Phosphor, Vitamin D, Vitamin K2 und stilles Wasser zu dir nimmst. Diese Lebensmittel unterstützen die Remineralisierung deiner Zähne:

- Calcium-Lieferanten: Käse, Milch, Spinat, Brokkoli, Grünkohl
- Magnesium-Lieferanten: Nüsse, Kerne, Samen, Kakao
- Phosphor-Lieferanten: Eier, Fleisch, Milch, Käse

- Vitamin-D-Lieferanten: Eier, Pilze, Lachs
- Vitamin-K2-Lieferanten: Käse, Sauerkraut, Leber

Die folgenden Lebensmittel zählen zu den Mineralienräubern:

- Zucker und alle Arten von Süßigkeiten. Achtung: Auch in Kartoffelchips und Co. ist sehr viel Zucker enthalten.
- Fast Food
- Brot
- Pasta
- Alkohol

Mythos

»MILCH NEUTRALISIERT SÄURE IM MUND« – STIMMT DAS?

Das ist richtig. Wenn du das nächste Mal auf deine Schokolade oder Gummibärchen nicht verzichten kannst, probiere es aus: Trinke im Anschluss einen Schluck Milch, spüle dabei gründlich den Mund damit aus. Die Milch neutralisiert die Säure und sorgt für ein besseres Mundklima.

15 Was sind die Ursachen von empfindlichen Zähnen?

Empfindliche Zähne werden immer häufiger. Wie kann das sein? Schließlich ist der Zahnschmelz als oberste Zahnsubstanz die härteste Struktur des Körpers. Die Erklärung finden wir in unserer Lebensweise:

- zuckerhaltige Ernährung
- säurehaltige Ernährung
- Stress und somit Zähneknirschen
- falsche Putztechnik (zu fest und mit zu viel Druck)
- falsche Produkte (zu viel Chemie)
- aggressive Bleachingmaterialien

Ist der Zahnschmelz beschädigt, kann er den Zahn nicht mehr ausreichend schützen. Der Zahn reagiert empfindlich auf Temperatur und Reize wie Süßes, Salziges, Saures und auch Berührung. So können Sie vorbeugen:

- basische Ernährung
- natürliche Zahnpflegeprodukte
- Stressreduktion
- Toxine und Störfelder im Mund beseitigen lassen
- genügend Nährstoffe für die Mineralisierung des Zahnschmelzes einnehmen: Vitamin D, A und C, Magnesium, Calcium, Omega 3

16 Kann man empfindliche Zähne durch die falsche Zahnputztechnik bekommen?

Das denken sehr viele Menschen und auch unter den Zahnärzten ist der Gedanke weit verbreitet. Der Schmelz, welcher die Zahnkrone überdeckt, ist die härteste Substanz in unserem Körper. Er ähnelt dem Porzellan eines Waschbeckens. Diese harte Substanz kann nicht wirklich durch Druck oder eine zu harte Zahnbürste geschädigt werden. Was jedoch häufig passiert: Es werden viel zu scharfe Produkte für das tägliche Zähneputzen verwendet. In Verbindung mit zu viel Druck können Zähne und Zahnfleisch dann tatsächlich durch das Putzen geschädigt werden.

Auch einem Porzellanwaschbecken tut es nicht gut, wenn es täglich mit groben Putzmitteln behandelt wird. Ebenso hinterlässt das ständige Putzen mit groben Zahnpasten im sauren Bereich und das Desinfizieren mit scharfen Mundspüllösungen unerwünschte Spuren. Während die Keramik im Waschbecken stumpf und unansehnlich wird, reagieren unsere Zähne anfälliger auf Säure und empfindlicher auf Temperatur.

Häufig kommt hinzu, dass gerade die Menschen, deren Zähne ohnehin schon etwas empfindlich sind, zusätzlich auch noch in der Nacht mit ihren Zähnen pressen und knirschen. Dies verstärkt den Druck auf die Zähne weiter und macht sie noch empfindlicher.

Meine Tipps für die Zahnpflege bei empfindlichen Zähnen

1. Wenn du dazu neigst, zu viel Druck beim Zähneputzen auszuüben, verwende eine Schallbürste. Damit umgehst du dieses Problem.
2. Achte darauf, zweimal am Tag (morgens und abends) konzentriert die Zähne zu reinigen – häufiger ist nicht nötig. Viel hilft nämlich nicht viel. Es kommt auf die Technik und Gründlichkeit an.
3. Verwende unbedingt Produkte, die möglichst wenig Chemie und keine Reibepartikel enthalten und ein basisches Milieu haben, zum Beispiel Bioprodukte.

17 Wie funktioniert das Ölziehen und warum ist es gut für meine Gesundheit?

Ölziehen ist ein täglicher Fixpunkt der ayurvedischen Lehre. Das Ritual am Morgen gehört für Anhänger der indischen Heil- und Gesundheitsphilosophie wie Zähneputzen zum Start in den Tag. In den letzten Jahren ist das Thema auch im Westen angekommen. Aber auch aus slawischen Ländern kennt man das Ölziehen. Dort verwendet man gern Sonnenblumenöl, während im Ayurveda Sesam-, Oliven-, Kokosnussöl oder verschiedene Gemische verwendet werden. Es gehört zu einem wichtigen Ritual zur Erhaltung der Gesundheit.

Warum wirkt sich das Ölziehen derart positiv auf unsere Gesundheit aus? In unserem Mundraum leben über 500 verschiedene Bakterienarten und über 20 Millionen Mikroorganismen! Dies ist auch gut so, denn: Wir brauchen sie. Wir sind auf eine artenreiche Mundflora voller verschiedener Mikroorganismen angewiesen.

Unter diesen vielen Mikroorganismen befinden sich jedoch auch welche, die uns nicht guttun. Wenn sich nun diese schlechten – für unsere Gesundheit schädlichen – Organismen vermehren, kann dies mannigfache gesundheitliche Folgen haben. Im Mund zeigen sich folgende Anzeichen:

- gereiztes Zahnfleisch
- gerötetes Zahnfleisch
- Zahnfleischbluten
- chronische Entzündungen am Zahnfleisch bis hin zur Parodontitis

Ölziehen beugt Parodontitis vor

Bei der Parodontitis handelt es sich um eine Entzündung des Zahnhalteapparates, bei der auch der Kieferknochen betroffen ist. Sie ist sehr gefährlich, da die Bakterien über das Blut überallhin gelangen und sich in Blutgefäßen, Herz, Gelenken und Organen festsetzen, wo sie Schaden verursachen können.

Das Ölziehen ist eine einfache und sehr wirkungsvolle Methode, dem vorzubeugen. Indem wir den Mundraum gut pflegen, halten wir die schädlichen Keime in Schach. Ölziehen sollten wir in unsere tägliche Zahnpflegeroutine einbauen.

Krankheiten außerhalb des Mundes

Regelmäßiges Ölziehen kann dabei helfen, Krankheiten zu vermeiden, die auch außerhalb des Mundes auftreten. Eine positive Wirkung zeigt sich bei den folgenden Beschwerden:

- Magen-Darm-Erkrankungen (besonders Magengeschwüre und Magenschleimhautentzündungen)
- Erkrankungen des Blutes
- Erkrankungen der Nieren und der Leber,
- Grippale Infekte, Bronchitis
- Akute Hautprobleme oder chronische Erkrankungen der Haut (Akne, Neurodermitis, Schuppenflechte)
- chronische Schlaflosigkeit
- Frauenleiden wie Regelschmerzen oder PMS

Tägliches Ölziehen hat viele weitere Vorteile für die Gesundheit

- Vorbeugen von Zahnfleischerkrankungen
- Verhinderung von Plaquebildung
- Vorbeugen von Karies
- gesunde Mundflora
- gesundes Gleichgewicht im Mundraum
- Neutralisierung von Säuren im Mund
- Mundgeruchprophylaxe
- Stärkung des Immunsystems
- Aufhellung der Zähne durch Kokosöl.
- Verringerung des Risikos für Herz-Kreislauf-Erkrankungen, Magengeschwüre und Erkrankungen der Nieren und der Leber
- Beseitigung von Hautproblemen wie Neurodermitis und Schuppenflechte
- Verbesserung von Schlaflosigkeit
- Hilfe bei grippalen Infekten und Bronchitis

Wirkung auf den ganzen Körper

Antibakterielle Wirkstoffe im Öl – Voraussetzung ist gute Bioqualität – gelangen über die Mundschleimhaut in den ganzen Körper.

Der Mund ist die erste Station der Verdauung, von wo auch wertvolle Mikronährstoffe in den Blutkreislauf gelangen. Nach einer gewissen Zeit können durch das Öl unterschiedliche Krankheitserreger, pathogene Bakterien – also jene, die krank machen –, Viren oder Pilze abgetötet werden. Durch die Aufnahme an den Schleimhäuten gelangen die Wirkstoffe in den ganzen Körper; darum ist Ölziehen mehr als nur reine Mundhygiene.

Ölziehen gegen Schadstoffe

Das Öl soll dem Körper vor allem Schadstoffe entziehen und nützliche Mikronährstoffe wie Antioxidantien, welche die Zellen schützen, über die Schleimhäute in den Organismus schleusen. Wissenschaftlich belegt ist diese Methode im Westen noch nicht. Vor allem Inder und Menschen in Russland wissen aber schon seit vielen Jahrhunderten um die gesundheitsfördernden, positiven Auswirkungen des Ölziehens auf den gesamten Organismus. Es wird gegen alle Arten von Beschwerden verwendet.

Durch das Schwenken von Öl im Mundraum soll die Mundschleimhaut dazu angeregt werden, Giftstoffe und Krankheitserreger abzusondern. Das Öl bindet diese Erreger und Schadstoffe, die dann damit nach der Prozedur ausgespuckt werden. Bakterien, die sich besonders gern von Zucker ernähren, können durch die Säure ihrer Stoffwechselprodukte den Zahnschmelz angreifen. Durch Schäden in der Struktur des schützenden Zahnschmelzes können sie auch direkt in die Zahnsubstanz eindringen und dort ihr Unwesen weiter treiben. Öle wie Kokosöl können diese Bakterien auflösen und die Zähne zusätzlich mit Mineralien versorgen, die den Schmelz robuster machen. Sie greifen aber nie die nützlichen Bakterien an und reagieren nur mit pathogenen Bakterien.

Ölziehen kann auch beim Abnehmen helfen und den Säure-Basen-Haushalt im Körper wieder ins Lot bringen.

Anleitung: Praktiziere das Ölziehen gleich nach dem Aufstehen und auf nüchternen Magen. Vorher solltest du nicht einmal Wasser zu dir nehmen. Zahnprothesen werden vor der Anwendung entfernt. Einen Esslöffel Öl deiner Wahl nun in den Mund nehmen und 15 bis 20 Minuten hin und her bewegen. Bei Infektionen, Parodontitis oder Pilzbefall im Mund kannst du ein paar Tropfen Grapefruitkernextrakt, Teebaumöl oder andere geeignete ätherische Öle unter das Öl mischen.

18 Woher kommt Mundgeruch und was kann ich dagegen tun?

Viele Menschen leiden an Mundgeruch und wissen nicht, wie sie sich helfen können. Aus Unwissenheit glauben sie, der Mundgeruch käme vom Magen und sie könnten nichts dagegen unternehmen. Dem ist meist nicht so. Häufig wird der Mundgeruch durch eine mangelnde Zahn- und Mundpflege verursacht. Die gute Nachricht lautet also: Sie können etwas tun!

Die Ursachen von Mundgeruch

Eine der häufigsten Ursachen für unangenehm riechenden Atem sind Erkrankungen im Mundraum oder mangelnde Mundhygiene. Wenn der Mund nicht ausreichend gereinigt wird, beginnen sich die Essensreste in den Zahnzwischenräumen zu zersetzen; Pilze und Bakterien fühlen sich wohl. Auch mit Erkrankungen des Zahnfleischs oder Karies kann ein übler Geruch einhergehen. In diesem Fall hilft der Zahnarzt schnell mit einer professionellen Zahnreinigung und der Behebung der Ursachen.

Viele Menschen greifen zur Vermeidung von Mundgeruch zu desinfizierendem Mundwasser. Dies ist in der Regel eine sehr schlechte Idee, denn herkömmliche Produkte entfernen jede Form von Bakterien im Mundraum, auch jene, die für eine gesunde Mundflora unverzichtbar sind. Wer Mundgeruch vorbeugen will, tut besser daran, die Zähne regelmäßig zu putzen und eine natürliche Mundspülung zu verwenden. Eine solche ist etwa das ayurvedische Mundwasser Muskanadent. Es greift nur solche Bakterien an, welche schlechten Atem verursachen. Die enthaltenen natürlichen Kräuter wirken antibakteriell und antiviral; sie schützen die Mundhöhle vor Entzündungen.

Mundpflege für einen frischen Atem

Um stets einen frischen Atem zu haben und Mundgeruch zu vermeiden, ist tägliches gründliches Zähneputzen unvermeidlich. Zusätzlich sind Zahnseide und Interdentalbürsten zum Reinigen der Zahnzwischenräume sehr wichtig. Bei der Auswahl von Mundwasser sollte hingegen sehr genau hingeschaut werden, damit die Mundflora nicht gestört und wichtige Bakterien nicht entfernt werden. Weiterhin wesentlich ist die Reinigung der Zunge. Diese wird noch häufig unterschätzt. Die Zunge ist jedoch ein wichtiges Ausscheidungsorgan; regelmäßige Reinigung entlastet daher den gesamten Körper. Besonders während der Nacht werden Gifte und abgestoßene Zellpartikel über die Zunge ausgeschieden. Daher haben viele Menschen vor allem am Morgen eine belegte Zunge. Besonders auffällig ist dies bei einer Erkrankung oder nach Alkoholgenuss. Zur Reinigung der Zunge sind zwei Tools erforderlich: ein Zungenschaber und ein Mittel, welches die Bakterien möglichst schnell und effizient bindet, ohne jedoch die Mundflora zu zerstören. Dafür geeignet ist ein hochwertiges Öl (Olivenöl, Sesamöl oder Kokosöl) zum Ölziehen, was jedoch einige Zeit erfordert. Das Öl sollte 15 bis 20 Minuten im Mund verbleiben und währenddessen immer wieder ausgetauscht werden. Diese Methode ist vielen Menschen zu umständlich. Zeitsparender ist die Reinigung mit dem Zungengel von Muskanadent mittels Zungenschaber. Das geschmacksneutrale Gel hat den Vorteil, dass es Bakterien innerhalb von Sekunden bindet. Es wird mit einer (Zahn-)Bürste sanft auf der Zunge verteilt und nach wenigen Sekunden samt Bakterien mit dem Schaber entfernt. Es verbleibt ein frisches Gefühl im Mund.

Mundgeruch am Morgen – der harmlose Fall

Dem Mundgeruch am Morgen kann wohl kaum jemand entkommen, denn er hat eine ganz natürliche Ursache. Während des Schlafens produziert der Mund weniger Speichel und wird dadurch trockener. Das wird weiter dadurch verstärkt, dass wir den Mund beim Schlafen nicht ganz schließen. Bei vermindertem Speichelfluss werden Essensreste, Keime und Bakterien nicht weggespült, wodurch ein negativer Geruch entsteht. Schon ein Glas Wasser oder ein zuckerfreier Kaugummi, welcher die Speichelproduktion anregt, helfen.

Mythos

»KAUGUMMIKAUEN ERSETZT DAS ZÄHNEPUTZEN« – STIMMT DAS?

Auf keinen Fall! Durch das Kaugummikauen wird die Speichelproduktion angeregt, und dies ist grundsätzlich gut für die Zähne. Denn der Speichel neutralisiert die schädlichen Säuren und stärkt den Zahnschmelz. Jedoch reicht das bei Weitem nicht aus, um das gründliche Putzen zu ersetzen. Du kannst einen Kaugummi höchstens zwischendurch verwenden, um die Speichelproduktion anzuregen, wenn du unterwegs bist. Natürlich sollte der Kaugummi zuckerfrei sein.

Schlechter Geruch durch schlechte Ernährung

Nahrungsmittel, die saures Aufstoßen oder Probleme mit Magen und Darm verursachen, sollten vermieden werden. Auch Stress und Hunger führen gelegentlich zu einer Rebellion im Verdauungsbereich, wodurch unangenehme Gase freigesetzt werden.

Was wir essen, hat einen großen Einfluss auf unseren gesamten Körper – auch auf unseren Mund. So kann beispielsweise ein Mangel an Kohlenhydraten oder Eiweißen den Atem verändern. Wie wir aus dem Mund riechen, hängt jedoch auch mit unserem Verdauungstrakt zusammen. So leiden fettleibige Menschen häufiger an Mundgeruch, da durch die Überlastung des Darms Gase entstehen, die durch den Mundraum ihren Ausgang finden.

Eine Unverträglichkeit bestimmter Lebensmittel, darunter Zöliakie oder Milchunverträglichkeit, belasten Magen und Darm. Dadurch entstehen Sodbrennen und ähnliche Probleme, die durch Mundgeruch auf sich aufmerksam machen. Rauchen und Alkoholkonsum stören die Mundflora und führen daher unweigerlich zu schlechtem Atem. Um gesundheitliche Probleme als Ursache auszuschließen, ist bei anhaltendem starkem Mundgeruch zunächst ein Besuch bei deiner Zahnärztin zu empfehlen. Dieser kann bei unzureichender Mundhygiene und Problemen mit Zahn und Zahnfleisch durch eine Behandlung helfen. Sollte die Ursache nicht zu ermitteln und der unangenehme Geruch durch Mundhygiene nicht vorzubeugen sein, ist ein Allgemeinarzt oder ein Internist der richtige Ansprechpartner. Folgende sehr ernst zu nehmende Ursachen wären abzuklären:

- Fremdkörper im oberen Verdauungstrakt
- Gastritis, Magengeschwüre, Magenkrebs
- Darmverschluss
- Atemwegsinfektionen wie Bronchitis
- Diabetes
- Stoffwechselerkrankungen
- Mandelentzündung und viele mehr

Wie du siehst, kann Mundgeruch wirklich sehr unterschiedliche Ursachen haben. Meistens entsteht er jedoch, wenn die Zahn- und Mundpflege nicht ausreichend durchgeführt wird. Dadurch bilden sich Brutstätten für Bakterien. Wenn dies jedoch ausgeschlossen ist, solltest du unbedingt auf Ursachensuche gehen, denn es kann eine sehr ernsthafte Erkrankung dahinterstecken.

19 Was muss ich beim Reinigen der Zunge beachten und warum sollte ich sie überhaupt putzen?

Unsere Zunge hat viele Aufgaben – unter anderem ist sie ein wichtiges Entgiftungsorgan. Über die Zungenoberfläche scheiden wir viele Giftstoffe aus, die zunächst an den Zungenpapillen haften. Besonders in der Nacht, während wir schlafen, führt unser Körper diese wertvolle Entgiftungsarbeit aus. Folglich haben wir am Morgen einen stärkeren Belag auf der Zunge. Dazu kommen noch abgestorbene und ausgestoßene Hautzellen.

In der chinesischen, tibetischen und ayurvedischen Medizin hat die Zungendiagnostik einen hohen Stellenwert. An der Zunge kann der erfahrene Fachzahnarzt sehr viel über den Gesundheitszustand des Betreffenden erfahren. Er kann erkennen, ob der Körper zu viele Schlacken und Gifte eingelagert hat, ob die Entgiftungsorgane gut arbeiten, der Mensch unter Druck und Stress leidet und vieles mehr.

Ein starker Zungenbelag kann ein Hinweis auf Übersäuerung, Verdauungsprobleme, unerkannte Entzündungen und auch ernsthafte Erkrankungen im Körper sein. Aus diesem Grund solltest du deine Zunge immer wieder sorgfältig anschauen und bei Auffälligkeiten eine Zahnärztin oder einen Zahnarzt aufsuchen. Du solltest deine Zunge täglich reinigen, denn du unterstützt deinen ganzen Körper, indem du Giftstoffe, Bakterien und abgestorbene Hautschüppchen entfernst.

Vorteile der regelmäßigen Zungenreinigung

- Du reduzierst die Bakterienanzahl in deinem Mund und somit das Kariesrisiko.
- Mundgeruch wird reduziert oder verschwindet sogar.
- Du aktivierst weitere Ausscheidungsorgane wie die Leber und die Nieren.
- Die Verdauung wird besser, da die Giftstoffe von der Zunge nicht in den Darm gelangen.
- Der Geschmackssinn wird verbessert.

Zungenschaber und Reinigungsmethoden

Für eine Zungenreinigung benötigst du nur zwei Dinge – einen Zungenschaber und ein Mittel, das die Bakterien beseitigt. Verwende einen Zungenreiniger, den du gut säubern kannst. Meine ayurvedische Empfehlung: Schaber aus Kupfer, Edelstahl oder Silber. Wenn du lieber einen Schaber aus Kunststoff verwenden möchtest, achte bitte darauf, diesen regelmäßig zu erneuern (genau wie deine Zahnbürste), denn er lagert mit der Zeit Bakterien an, die verbleiben und sich vermehren. Eine Alternative wäre ein Esslöffel. Als Mittel zur Bakterienbeseitigung werden klassisch ayurvedisch gute Öle in Bioqualität verwendet: Sesamöl, Olivenöl oder Kokosöl. Mit diesen Ölen führst du das sogenannte Ölziehen durch und schabst anschließend die Zunge ab. Wenn du das Ölziehen nicht magst, schlage ich eine sehr gute Alternative vor: das Zungengel von Muskanadent. Es ist sehr sanft, aber dennoch effektiv, und wirkt entzündungshemmend und antibakteriell.

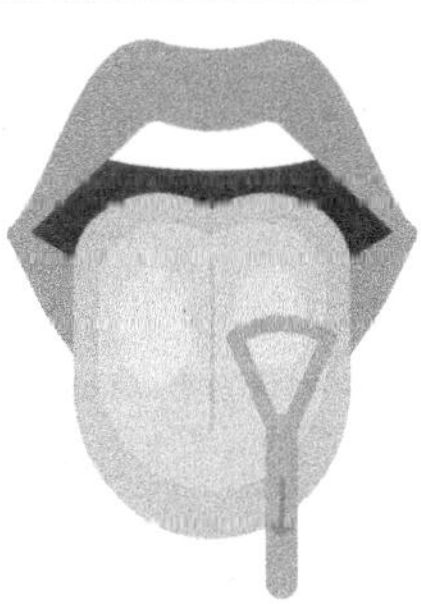

Auch die Zunge sollte jeden Tag gereinigt werden.

20 Warum hat mein Freund bessere Zähne, obwohl er sich nicht darum kümmert?

Tatsächlich ist dies manchmal ärgerlich. Ich beobachte es auch in meiner Praxis: Manche Menschen scheinen alles für ihre Zähne zu tun: Sie putzen sie dreimal täglich, gehen halbjährlich zum Zahnarzt und haben ständig Zahnprobleme. Andere dagegen suchen die Zahnärztin nur alle zwei bis drei Jahre auf, putzen nur einmal am Tag die Zähne und haben keinerlei Probleme. Wie kann das sein?

Es kommt eben nicht nur auf das Putzen an. Die Ernährung, die Speichelzusammensetzung, die Immunabwehr und der Zahnarzt, den man als Kind aufgesucht hat, spielen ebenso eine große Rolle. Warum der Zahnarzt? Nun, viele Zahnprobleme entstehen an den Zähnen, die eine Füllung oder Krone erhalten haben, weil die Versorgung undicht geworden oder einfach schlecht ist. Daran kann der Betroffene nichts ändern. Er kann putzen wie ein Weltmeister. Die Karies und somit die Zerstörung des Zahns setzen sich fort. Wenn zum Beispiel Füllungen mit überstehenden Rändern gemacht werden, sammeln sich unter dem Rand viele Bakterien und es entsteht bald wieder eine neue Karies.

Menschen, die sich sehr säurehaltig ernähren, haben ebenso mehr Zahnprobleme als Menschen, die sich basisch ernähren. Wenn du zum Beispiel viel Obst isst, sind deine Zähne einem ständigen Säureangriff ausgesetzt. Dies begünstigt Karies und Empfindlichkeiten.

21 Was bedeutet Karies auf der seelischen Ebene?

Karies aus psychosomatischer Sicht zu betrachten ist besonders spannend, denn es gibt immer wieder Erwachsene, die ihre Kariesanfälligkeit nicht in den Griff bekommen.

Die »Zahnfäule« spiegelt hier mangelnde Widerstandskraft, fehlendes Durchsetzungsvermögen und verdrängte Aggression wider. Es geht um Vitalitäts-, Energie- und Potenzverlust. Menschen, die immer wieder unter Karies leiden, haben ein mangelndes Selbstwertgefühl. Sie fühlen sich oft wertlos und unwürdig. Möglicherweise pflegen sie sich nicht ausreichend, weil sie es sich nicht wert sind. Sie nehmen nicht wahr, wo Pflege nötig und angebracht ist.

Die Gesundung der Zähne bedeutet eine Erhöhung der Lebensqualität. Das Selbstwertgefühl wird aufgebaut und der Mensch kann sich wieder »durchbeißen«, seinen Mann/seine Frau stehen. Er kann sein Leben wieder mit allen Sinnen genießen – denn der Genuss beginnt im Mund.

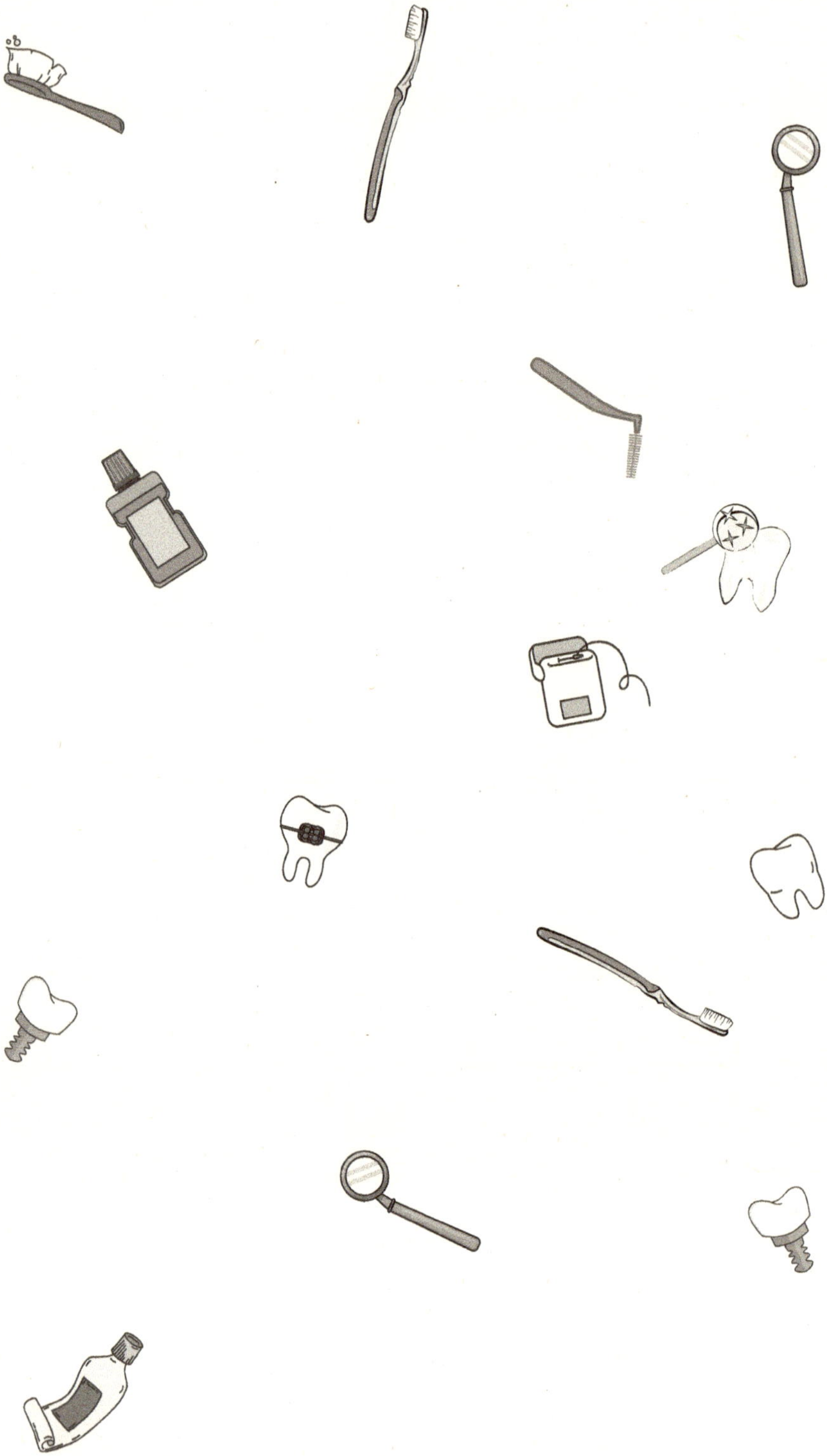

II

ALLES RUND UM DEN ZAHNERHALT

22 Wie erkenne ich Karies?

Karies entwickelt sich langsam und schubweise. Das Loch im Zahn beginnt mit einer Entkalkung (Demineralisation). Diese ist als ein weißer Fleck am Zahn erkennbar. Zahnärzte sprechen von einem »White Spot«.

Wenn dieser aufgeweichte Bereich in der obersten Zahnschicht – der Zahnschmelz – Farbstoffe aus der Nahrung aufnimmt, wird er dunkel. Als eine braune oder schwarze Verfärbung am Zahn fällt sie dann selbst einem Laien auf. Aber Vorsicht: Nicht jede Verfärbung am Zahn ist eine Karies. Manchmal ist es tatsächlich nur eine Verfärbung. Der Zahnarzt oder die Zahnärztin prüft diese daher sehr sorgfältig mit einer Sonde. Er tastet ab, ob der verfärbte Bereich noch hart oder bereits aufgeweicht ist. Ist die Oberfläche weich, so handelt es sich tatsächlich um eine Karies. Befindet sich diese noch in der obersten Zahnschicht, spricht der Zahnarzt von einer Initialkaries. Diese ist in der Regel nicht schmerzhaft. Erst wenn der Defekt das Zahnbein (Dentin) erreicht, wird der Zahn empfindlich.

Eine regelmäßige Kontrolle beim Zahnarzt ist daher wichtig. Nur dann können die ersten Anzeichen frühzeitig erkannt werden und durch geeignete Maßnahmen sowie eine optimierte Mundhygiene beseitigt werden.

Breitet sich die Karies auf das Zahnbein aus, spricht man von »Dentinkaries«. Es entsteht das bekannte »Loch im Zahn«. Typisch sind dann Zahnschmerzen oder ein Ziehen beim Genuss von süßen, kalten oder heißen Speisen oder Getränken. Weitere Anzeichen von Karies sind:

- Herausfallen einer Füllung oder Zahnkrone, weil die Substanz unter der Füllung weich geworden ist.
- Festklemmen von Nahrung zwischen den Zähnen, wenn die Karies im Zahnzwischenraum entsteht.
- Zahnschmerzen
- Mundgeruch

23 Kann Karies rückgängig gemacht werden?

Dies ist eine sehr wichtige und häufig gestellte Frage. Um diese korrekt zu beantworten, sollten wir erst einmal definieren, was Karies überhaupt ist. Karies ist Zahnfäule – also das Loch im Zahn. So weit, so gut. Dieses Wort sagt jedoch nichts darüber aus, wie tief dieses Loch ist – und genau das ist entscheidend für die richtige Antwort.

Zahnärzte sprechen von Karies, wenn die Bakterien das Zahnbein (Dentin) erreicht haben. Dies bedeutet: Die Bakterien haben den Zahnschmelz – die härteste Substanz unseres Körpers – überwunden. In dem Zahnbein befinden sich unzählige Kanälchen, die zum Inneren des Zahns führen, Pulpa oder Zahnmark genannt. Es enthält Blutgefäße, Nerven, Lymphe und Bindegewebe. Dies bedeutet: Sobald die Bakterien das Dentin erreichen, haben sie auch freie Bahn, um bis ins Zahnmark zu gelangen. Dies ist nicht mehr zu ändern – was bedeutet: Die Karies ist nicht mehr rückgängig zu machen; das Loch im Zahn wächst nicht mehr zu. Es kann nur repariert werden.

Andererseits spricht man auch von einer sogenannten Primärkaries oder Primärläsion. Vielleicht hat deine Zahnärztin oder dein Zahnarzt schon einmal zu dir gesagt: »Das müssen wir beobachten«. Diese Primärkaries ist im Grunde noch keine richtige Karies; die Läsion wird daher nicht aufgebohrt. Es handelt sich um einen Bereich im Zahn, der entmineralisiert ist und schon viel Säureangriff erfahren hat. Häufig ist er als ein etwas weißlicher Fleck am Zahn zu erkennen – ein sogenannter »White Spot«. Wenn dieser Bereich Farbstoffe eingelagert hat, kann er auch gelblich oder bräunlich verfärbt sein.

Wichtig ist: Ein Bereich, der entmineralisiert ist, kann auch wieder vollständig mineralisieren. Dann könnte man auch sagen, dass sich die Karies zurückgebildet hat. In Wirklichkeit jedoch war es noch gar keine richtige Karies. Du kannst einiges dafür tun, die Zähne besser zu mineralisieren:

- vollwertige Ernährung
- ausreichende Flüssigkeitszufuhr (mindestens zwei Liter Wasser am Tag)

- gründliche Zahnpflege mit Zahnbürste, Interdentalbürstchen und Zahnseide
- Verwendung einer Zahnpasta mit vielen Mineralien wie Calcium, Magnesium und Zink
- zweimaliges Zähneputzen pro Tag
- Mundspülung nach dem Genuss von Zucker oder Obst

24 Ist Karies ansteckend oder vererbbar?

Ist Karies tatsächlich vererbbar? Viele Menschen verwenden dies als Ausrede, um sich der Eigenverantwortung zu entziehen. Fakt ist: Du bist für deine Karies selbst verantwortlich.

Auch wenn du von deinen Eltern eine etwas weichere Zahnsubstanz vererbt bekommen hast, bedeutet es nicht automatisch, dass deine Zähne durchlöchert sein müssen. Durch die Zahnpflege und deine Ernährung hast du selbst in der Hand, was mit deinen Zähnen geschieht.

Viel wichtiger als die Gene sind Verhalten und Ernährungsmuster, die wir von unseren Eltern übernommen haben. Haben die Eltern auf eine ausreichende Zahnpflege geachtet? Haben sie Zahnseide und Interdentalbürstchen verwendet? Lagen diese Tools im Badezimmer? Viele Eltern ermahnen ihre Kinder ständig zu einer besseren Zahnpflege, leben diese jedoch nicht vor. In der Regel übernehmen Kinder jedoch das Verhalten, das sie bei uns sehen.

Weiterhin: Wie war die Ernährung im Elternhaus? Wurde frisch gekocht oder doch die schnelle Tiefkühlpizza in den Backofen geschoben?

Wenn man den Schnuller oder den Löffel des Kindes ableckt

Vor wenigen Jahren hieß es noch: Karies ist ansteckend. Aus diesem Grund sollten Eltern und Großeltern den Schnuller und den Löffel des Kindes nicht ablecken. Heute jedoch gehen wir davon aus, dass dies zur Ausbildung eines besseren Mikrobioms führt und daher diese Kinder sogar weniger anfällig für Allergien und Infektionskrankheiten sind.

Damit die übertragenen Kariesbakterien wirken können, muss auch die Ernährung dementsprechend zuckerhaltig sein und sie müssen genügend Zeit und Schlupfwinkel haben, um sich ungestört zu vermehren.

Zusammengefasst können wir heute sagen: Die Kariesbakterien werden zwar weitergegeben – man könnte auch übertragen sagen –, jedoch braucht der Organismus auch genügend Zucker, Kohlenhydrate und Zeit, damit die Bakterien Säuren produzieren können. Nur das alleinige Vorhandensein der Bakterien reicht nicht aus, damit die Karies entsteht.

Mythos

»DIE KARIES HABE ICH VON MEINER MUTTER GEERBT. DIES LIEGT BEI UNS IN DER FAMILIE – STIMMT DAS?

Es gibt zwar genetische Gegebenheiten, die vererbt werden, was wir jedoch im Einzelnen daraus machen, liegt an uns selbst. Vererbt werden beispielsweise die Dicke des Zahnschmelzes, die Knochenform, die Position der Zähne. Durch unsere Ernährung und die Pflege haben wir aber selbst Einfluss darauf, wie es unseren Zähnen geht.

25 Warum bekomme ich immer wieder Karies?

Die Karies entsteht, wenn die Bakterien, die sich im Zahnbelag – der Plaque oder auch Biofilm genannt – befinden, Säuren produzieren. Diese Säuren greifen den Zahn an, führen zu einer Entmineralisierung am Zahnschmelz, dringen dann in das Dentin – das Zahnmark – ein und erzeugen schließlich ein Loch. Von einem typischen und sichtbaren Loch sprechen wir, wenn die oberste Zahnsubstanz – der Schmelz – eingebrochen ist. Wird der Defekt noch immer nicht repariert, wandern die Bakterien tiefer bis zur Pulpa, dem Zahnmark, und führen zu einer Entzündung der Nerven.

Die Bakterien ernähren sich von Zucker. Bei seiner Verstoffwechselung scheiden sie Säuren als Stoffwechselprodukte aus. Wer also seine

Bakterien gut füttert, viel zuckerhaltige Lebensmittel und Getränke zu sich nimmt, hat ein höheres Risiko, an Karies zu erkranken. Wir sprechen tatsächlich von einer »Erkrankung«, weil diese Bakterien durch das Eindringen in den Zahn auch in den Körper gelangen und das Immunsystem schwächen.

Jedoch brauchen die Bakterien Zeit für die Verstoffwechselung des Zuckers. Es müssen sich zunächst Bakterienkolonien bilden. Diese benötigen einen geschützten Bereich, wo sie sich ungestört vermehren können. Es muss ein Bereich sein, den die Zahnbürste nicht erreicht. Die Plaqueschicht wird dicker und dicker. Wenn dann noch genügend Nahrung in Form von Zucker kommt, leben diese Bakterien wie im Schlaraffenland und produzieren die schädigende Säure. Nun braucht es weiterhin Zeit, damit diese Säure den Zahn auch angreifen kann.

Am besten tummeln sich und wirken diese Bakterien in Schlupfwinkeln an Füllungsrändern, an Kronenrändern, in Ritzen und natürlich am Zahnfleischrand. Damit Karies entsteht, müssen also Bakterien, Zucker und genügend Zeit vorhanden sein.

26 Wie kann ich neuer Kariesentstehung vorbeugen?

Um die Zähne kariesfrei zu halten oder zu bekommen, sollten mindestens zwei der folgenden drei Faktoren berücksichtigt werden:

- vollständige und richtige Zahnreinigung
- Wahl der richtigen Zahnpflegeprodukte
- zahnfreundliche Ernährung

Wir können nicht verhindern, dass täglich neue Bakterien in unseren Mundraum gelangen. Ganz im Gegenteil: Unser Mundraum ist ein Ort, in dem sich viele Bakterien aufhalten müssen. Nur: Es sollte ein Gleichgewicht zwischen den Keimen herrschen, damit die schädlichen nicht überwiegen.

Das bedeutet: Jeden Tag sollten mindestens einmal alle Zahnflächen gründlichst gesäubert werden. Dafür brauchst du nicht nur eine Zahnbürste, sondern auch Zahnseide und Zwischenraumbürstchen.

Darüber hinaus ist eine regelmäßige professionelle Zahnreinigung beim Zahnarzt sehr sinnvoll. Die meisten von uns haben Ecken und Nischen im Mund, in denen sie nicht gut bis gar nicht reinigen können.

Der Mundraum sollte nicht täglich desinfiziert werden, am besten gar nicht, damit das Mikrobiom erhalten bleibt. Verwende die richtigen Zahnpflegeprodukte auf basischer Basis. Sie enthalten keine künstlichen Aromen, keine Chemie und haben am besten eine pflanzliche Basis. Ich empfehle sehr gern die Produkte von Muskanadent.

27 Wie ernähre ich mich zahnfreundlich?

Eine falsche Ernährung – vor allem mit viel Zucker und Kohlenhydraten – ist eine der Hauptursachen für Karies. Um Karies so gut wie möglich vorzubeugen, wird deshalb empfohlen, Zucker sowie zuckerhaltige Mahlzeiten und Getränke nur in Maßen zu genießen und Zuckerfreies zu bevorzugen. Zuckeraustauschstoffe wie Xylit und Süßstoffe wie Aspartam können dabei helfen, Karies zu vermeiden, da sie von den Bakterien kaum in kariesverursachende Säuren umgewandelt werden können.

Mythos

»NACH DEM ESSEN SOLLTE MAN SICH SOFORT DIE ZÄHNE PUTZEN« – STIMMT DAS?

Je nachdem, was man gegessen hat, kann es sogar schädlich sein, wenn man diesen Rat befolgt. Denn nach dem Verzehr von Obst – besonders, wenn es sich um ein sehr säurehaltiges Obst handelt – solltest du etwa 20 bis 30 Minuten warten, bevor du dir die Zähne putzt. Den gleichen Effekt haben wir bei Wein oder Cola. Durch den Säureangriff ist der Zahnschmelz bereits aufgeweicht und würde durch das Putzen noch mehr leiden. Besser ist es, etwas zu warten, bis die Säure durch den Speichel neutralisiert worden ist. Dies dauert in der Regel 30 Minuten.

Auch saure Speisen und Obst – zum Beispiel Äpfel oder Zitrusfrüchte – machen die Zähne anfälliger für Karies, denn die Säuren greifen den schützenden Zahnschmelz an. Wer säurehaltige Lebensmittel oder Getränke zu sich nimmt, sollte danach den Mund anschließend gründlich mit Wasser ausspülen. Mit dem Zähneputzen besser eine halbe Stunde warten, da sonst der durch die Säure angegriffene Zahnschmelz mit weggebürstet wird.

Mundtrockenheit fördert die Entstehung von Karies. Dann ist es wichtig, den Speichelfluss anzuregen – zum Beispiel durch das Kauen eines zuckerfreien Kaugummis. Auch gründliches Kauen während der Mahlzeiten fördert die Speichelproduktion. Der Speichel verstärkt die »Spülfunktion«, die Mundhöhle wird dadurch besser von Nahrungsresten gereinigt. Außerdem sorgt er dafür, dass sich Mineralien in den Zahnschmelz einlagern.

Risikofaktoren für Karies

- mangelhafte Mundhygiene
- zuckerreiche Ernährung (auch süße Limonaden)
- häufige, süße Zwischenmahlzeiten
- niedriger Speichelfluss
- ungünstige Zahnstellungen
- weicher Zahnschmelz
- saure Speisen und Obst
- geschwächtes Immunsystem

Mythos

»APFELESSEN ERSETZT DAS ZÄHNEPUTZEN« – STIMMT DAS?

Diese Annahme entspringt dem Glauben, dass härtere Lebensmittel wie Apfel oder Karotte die Zahnoberfläche sauber schrubben und somit die Bildung von Karies verhindern. Dies stimmt zum Teil, denn tatsächlich entfernen sie die sich auf der Zahnoberfläche befindlichen Beläge. Sie tun das aber nur sehr oberflächlich. Die Ablagerungen in den Zahnzwischenräumen und die festen Beläge am Zahnfleischrand verbleiben – ganz zu schweigen von den Nischen unter Brücken.

Hinzu kommen beim Apfel noch der hohe Fruchtzucker- und Säuregehalt, der den Zahnschmelz angreift. Damit keine Erosionen an den Zähnen entstehen, empfehle ich daher, den Mund nach dem Verzehr eines Apfels mit Wasser auszuspülen. Äpfel eignen sich nicht als Zahnbürstenersatz.

28 Wann brauche ich eine Wurzelbehandlung?

Die Wurzelbehandlung eines Zahns ist der letzte Versuch, den Zahn zu erhalten. Die Zahnärztin wägt daher ab, ob es sich überhaupt lohnt, den betreffenden Zahn zu erhalten. Eine Wurzelbehandlung ist schließlich mit einem zeitlichen sowie auch finanziellen Aufwand verbunden. Damit sich dieser Aufwand lohnt, sollte der Zahn fest im Knochenfach stecken, also nicht gelockert sein, das Immunsystem sollte stabil sein, sodass eine gute Regeneration zu erwarten ist, und der Patient sollte Interesse am Erhalt des Zahns haben.

Eine Wurzelbehandlung ist nötig, wenn die Kariesbakterien bis zum Zahnnerv – der Pulpa – vorgedrungen sind. Ab diesem Zeitpunkt liegt eine irreparable Schädigung des Zahnnervs vor. Das Loch im Zahn nun einfach mit einer Füllung zu schließen wäre falsch. Mit der Zeit würden sich Gase im Zahninneren bilden und zu starken Schmerzen führen. Die Zahnärztin muss das gesamte infizierte Gewebe in der Nervhöhle entfernen.

Ein weiterer Grund für eine Wurzelbehandlung ist ein Bruch des Zahns. In beiden Fällen kann der Betroffene Schmerzen erleiden, muss jedoch nicht. Es gibt sehr viele Menschen, die gar nicht merken, dass ein Zahn abgestorben ist.

In manchen Ländern werden Wurzelkanalbehandlungen prophylaktisch durchgeführt, wenn ein Zahn überkront werden soll. Dies geschieht, weil Statistiken belegen, dass 50 Prozent der überkronten Zähne absterben und eine Wurzelbehandlung benötigen.

Zur Wurzelbehandlung gibt es keine Alternative. Das bedeutet, der Zahn muss entfernt und durch ein Implantat ersetzt werden.

29 Was geschieht bei einer Wurzelbehandlung?

Bei einer Wurzelkanalbehandlung wird das entzündete Gewebe in der Zahnpulpa – also der Nervhöhle – entfernt, die Blut- und Lymphgefäße, das Bindegewebe und die Nerven darin, die sich in dieser Nervhöhle befinden. Im Anschluss ist der Zahn tot oder »devital«, wie der Zahnarzt sagt.

Eine Wurzelbehandlung ist gar nicht so einfach, denn schließlich arbeitet der Zahnarzt in einem Bereich, den er nicht einsehen kann. Auch wenn er eine Lupenbrille trägt oder durch ein Mikroskop schaut, muss er sich zumindest teilweise auf sein Tastgefühl verlassen. Dies bedeutet: Dieser Versuch, den Zahn zu erhalten, kann sehr gut gelingen – aber auch misslingen.

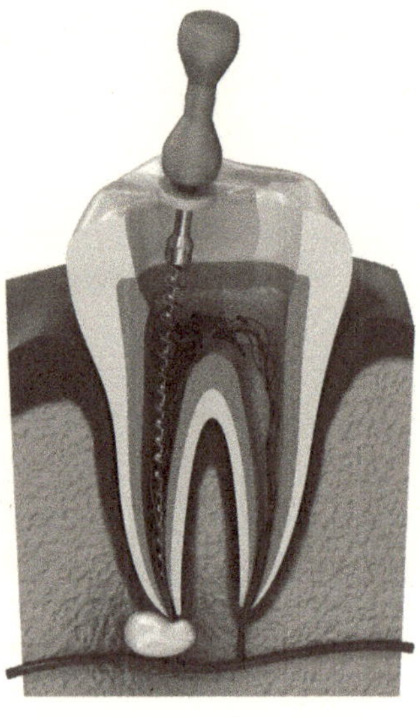

Ziel einer Wurzelbehandlung ist, Bakterien aus den Wurzelkanälen zu entfernen.

Weiterhin ist es wichtig zu wissen: Die Wurzelkanäle in einer Zahnwurzel verlaufen nicht gerade. In Wirklichkeit handelt es sich um ein Wurzelgeflecht. Wie bei einem Baum sind die Wurzeln miteinander verwoben. Es handelt sich um ein Kanalsystem, das insgesamt drei bis fünf Kilometer lang ist! Das Ziel einer Wurzelbehandlung ist, alle Bakterien, die sich in den Wurzelkanälen angesiedelt haben, zu entfernen.

Jedoch: Es ist gar nicht möglich, dieses verzweigte Kanalsystem bakterienfrei zu bekommen! Am Ende einer »geglückten« Wurzelbehandlung sind noch immer ganz viele Bakterien im Kanalsystem enthalten. Natürlich haben diese Verbindung zum Körper, denn der Zahn als solcher steckt in einem Knochenfach, welches selbstverständlich von Blutgefäßen genährt wird.

Dennoch: Der Zahnarzt versucht mit allen Mitteln, möglichst viele Bakterien zu entfernen. Ihm stehen verschiedene Möglichkeiten zur Verfügung: Spüllösungen sollen in Bereiche gelangen, die Instrumente nicht erreichen. Ultraschallwellen befördern die desinfizierenden Spüllösungen bis zur Wurzelspitze. Beleuchtete Lupenbrillen und Mikroskope helfen dem Zahnarzt beim Auffinden der feinen Kanäle. Es ist wichtig, dass der Zahnarzt die Wurzelbehandlung sehr ernst nimmt und alle ihm zur Verfügung stehenden technischen Möglichkeiten anwendet. Überallhin kommt er mit seinen Instrumenten aber nicht und kann demnach auch nicht alle Bakterien beseitigen. Mit den verbleibenden Bakterien muss das Immunsystem fertig werden.

Je besser der Zahnarzt ausgestattet und je geschickter er ist, desto besser wird auch die Wurzelbehandlung. Nachdem das Kanalsystem gesäubert worden ist, werden die Hauptkanäle mit einer dichten Füllung verschlossen. Wir sprechen daher von einer Wurzelfüllung. Sind die Kanäle abgefüllt, muss am Ende noch das Loch im Zahn verschlossen werden. Handelt es sich um ein relativ kleines Loch, kann der Zahn dauerhaft mit einer Füllung versorgt werden. Meistens jedoch ist der Defekt im Zahn sehr groß, sodass er eine feste, stabile Umhüllung benötigt. Er wird dann überkront. Mit der Überkronung wird jedoch in der Regel sechs Monate gewartet. Erst wenn Zahnarzt und Patient sich sicher sind, dass der Zahn keine Probleme mehr bereitet, ist er es wert, überkront zu werden.

Übrigens: Es ist ein Märchen, dass eine Wurzelbehandlung schmerzhaft ist. Der Zahn wird betäubt und in der Regel bekommt der Betreffende von der Behandlung nichts mit. Nur in den Fällen, in denen der Kieferbereich um den Zahn bereits massiv entzündet ist, wirkt die Anästhesie nicht immer optimal. Es gibt Zahnärzte, die ausschließlich Wurzelbehandlungen durchführen. Man nennt sie »Endodontologen«.

30 Wie schädlich ist ein toter Zahn für den Körper?

Ein toter Zahn setzt über die Wurzelspitze Bakteriengifte und andere Schadstoffe ins Blut frei, die schädlich für den gesamten Körper sind. Diese Bakterien werden auch als »Leichengifte« bezeichnet. Man sollte sich darüber im Klaren sein, dass ein toter Zahn *immer* Gifte in den Körper absondert – ganz gleich, wie gut die Wurzelfüllung ist. Selbstverständlich ist die Menge der Giftstoffe höher, wenn die Wurzelbehandlung qualitativ schlecht ist.

Wenn das Immunsystem stark genug ist, kann es die abgesonderten Gifte sehr gut kompensieren. Trotzdem stellt ein toter Zahn immer eine Belastung des Systems dar. Übrigens kann man die Stärke der Belastung messen. Die Testmethode nennt sich Topas-Test.

Der Topas-Test

Bei diesem Test wird eine spezielle Papierspitze in die Zahnfleischtaschen des zu untersuchenden Zahnes gelegt, sodass diese sich mit der Sulkusflüssigkeit vollsaugt. Sie wird dann eine Minute am Platz belassen, um genügend eventuell vorhandene Toxine aufzunehmen. Anschließend wird die Papierspitze in ein Behältnis mit einer speziellen Indikatorflüssigkeit getaucht und nach fünf Minuten auf Farbänderung untersucht.

Je dunkler die Gelbfärbung geworden ist, desto mehr Gifte gibt der entsprechende Zahn an seine Umgebung ab. Verschiedene Farbabstufungen liefern Informationen darüber, wie stark die Intensität der Gifte auf den Körper ist.

Den Topas-Test kann man bei manchen – in der Regel ganzheitlich arbeitenden – Zahnärzten durchführen lassen. Er ist nicht überall anerkannt und keine Kassenleistung; die Kosten liegen etwa zwischen 150 und 250 Euro pro Zahn.

31 Wie können wurzelbehandelte tote Zähne Schmerzen verursachen?

Viele Menschen sind verzweifelt, wenn ein wurzelgefüllter Zahn noch Schmerzen verursacht. Sie fragen sich: »Wie kann das sein? Der Zahn ist doch tot.« Nicht selten wird der Zahnarzt verurteilt. In Wirklichkeit sind jedoch auch viele Zahnärzte frustriert, denn schließlich wollen sie ihren Patienten helfen und ihnen den Schmerz nehmen.

Es ist tatsächlich gar nicht so selten, dass ein wurzelgefüllter Zahn nach der Wurzelbehandlung noch schmerzt. Meist sind es nur wenige Tage und dann kehrt Ruhe ein, manchmal jedoch beruhigt sich ein toter Zahn nie und muss am Ende doch entfernt werden. Da ist es gut, wenn wir uns daran erinnern, dass eine Wurzelbehandlung der letzte Versuch ist, einen Zahn zu erhalten. Dieser Versuch kann auch scheitern – Schuld daran ist niemand.

Darum kann ein toter Zahn noch schmerzen

- Ein Zahn kann *niemals* wirklich dicht abgefüllt und von allen Bakterien befreit werden. Das Kanalsystem in einem Zahn ist drei bis fünf Kilometer lang und sehr fein verzweigt. Auch wenn eine Zahnärztin noch so gut arbeitet und noch so gut ausgestattet ist, kann er niemals alle Bakterien entfernen und den Zahn vollkommen desinfizieren und dicht abfüllen. Es bleiben immer noch Bakterien im Zahn, und diese können Schmerzen verursachen.
- Auch im Knochengewebe verbleiben Bakterien. Damit sollte das Immunsystem fertig werden, in den meisten Fällen gelingt das auch – jedoch nicht immer.

- Wenn der Zahn durch Pressen und Knirschen überlastet ist, beruhigt er sich nicht und schmerzt.
- Häufiger als man denkt kommt es bei toten Zähnen zu Wurzelfrakturen. Diese ganz feinen Haarrisse sieht man in der Regel auf keiner Röntgenaufnahme. Bei einer Wurzelfraktur beruhigt sich ein Zahn jedoch nicht. Er schmerzt immer bei Belastung. In der Regel muss ein solcher Zahn entfernt werden.
- Manchmal entstehen die Schmerzen durch eine akute Zahnfleischtasche. Dabei handelt es sich um eine Zahnfleischentzündung. Diese kann in der Regel sehr gut therapiert werden.

Mein Tipp nach der Wurzelbehandlung

Warten Sie nach einer Wurzelbehandlung zwei Wochen ab. Viele Beschwerden verschwinden in dieser Zeit. Schließlich reizt die Zahnärztin das Gewebe durch desinfizierenden Maßnahmen. Da braucht es etwas Zeit zur Beruhigung. Schmerzt der Zahn danach immer noch, sollte die Zahnärztin aufgesucht werden. Sehr häufig liegen eine Überbelastung oder eine akute Zahnfleischtasche vor. Beides kann sehr schnell und einfach therapiert werden.

32 Warum wird ein toter Zahn schwarz?

Dies ist nicht die Regel, tritt jedoch relativ häufig auf. Ein vitaler – also lebendiger – Zahn ist mit Blut-, Lymphgefäßen und Nerven versorgt. Es findet ein reger Stoffaustausch statt. Dieser ist bei einem devitalen – also toten – Zahn nicht mehr gegeben. Die dunkle Verfärbung entsteht aufgrund einer Einblutung in das Zahnbein. Dies kann geschehen, weil das Zahnbein (Dentin) von unzähligen ganz feinen Kanälen durchzogen ist. Das Blut gerinnt dort und kann mangels Stoffaustausch nicht mehr abtransportiert werden. In Folge bilden sich graue bis schwarze Farbtöne. In einem chemischen Prozess entsteht Eisensulfid, welches mit schwefelhaltigen Stoffwechselprodukten reagiert und den Zahn verfärbt. Diese Einblutungen geschehen meist, wenn sich die Wurzelbehandlung über eine lange Zeit hinzieht oder das Gewebe in den Kanälen unvollständig ausgeräumt wird.

Die gute Nachricht: Diese Verfärbungen lassen sich in der Regel sehr gut bleichen. Voraussetzung dafür ist allerdings eine dichte Wurzelfüllung. Der Wurzelkanal muss nach oben zur Zahnkrone und nach unten zur Wurzelspitze vollständig verschlossen sein. Andernfalls würde das Bleachingmaterial nach außen treten und zu Schäden an Knochen und Zahnfleisch führen. Ist ein toter Zahn mit einer unvollständigen Wurzelfüllung versorgt, lässt sich diese sehr häufig revidieren und durch eine neue ersetzen.

33 Warum stirbt ein Zahn?

Manchmal dauert das Absterben eines Zahns mehrere Jahre und geschieht völlig schmerzfrei, sodass man sich gar nicht mehr an die Ursache erinnern kann. Verschiedene Gründe können dazu führen:

- Tiefe Karies: Die Bakterien zerfressen den Zahn von innen, infizieren den Zahnnerv und schädigen die Blutgefäße, die den Zahn versorgen.
- Trauma: Ein Schlag auf einen Zahn kann zum Abreißen der Blut- und Nervenversorgung führen. Solch ein Trauma erlebt ein Zahn bei einem Unfall. Häufig ist es ein Sportunfall, der dazu führt, dass ein Schneidezahn eine Wurzelbehandlung benötigt.
- Eine Entzündung in der Zahnfleischtasche, die sich bis zur Wurzelspitze weiterentwickelt, ist ebenso relativ häufig die Ursache für das Absterben des Zahnnervs. Die Bakterien gelangen in einem solchen Fall durch die Wurzelspitze in das Zahninnere.

34 Was ist Parodontose und wie entsteht sie?

80 Prozent der Deutschen haben eine chronische oder akute Parodontitis – und wissen es gar nicht. Dabei betrifft diese gefürchtete Erkrankung des Zahnhalteapparats den gesamten Organismus.

Noch vor einigen Jahren dachten auch wir Zahnärzte, dass die Parodontitis (oder auch Parodontose: beide Begriffe bezeichnen dieselbe Erkrankung) als eine Erkrankung des Zahnhalteapparats lediglich das Zahnfleisch, das Bindegewebe um den Zahn herum und den Kieferknochen betrifft. Am Ende steht der Zahnverlust, denn der Knochen reagiert mit Abbau auf diese Erkrankung. Heute wissen wir, dass die Parodontitis auftritt, wenn das Mikrobiom – also das Immunsystem – gestört ist. Sie ist demnach oftmals Symptom einer ganz anderen Erkrankung.

Schon lange wissen wir, dass die Keime aus der entzündeten Zahnfleischtasche im Körper überallhin transportiert werden und zu Entzündungen führen können. Diese Keime lagern sich in Blutgefäßen, den Herzklappen, Gelenken und Organen ab. Sie sind mitbeteiligt an etlichen Symptomen und Erkrankungen. Es heißt, dass eine chronische Parodontitis sogar das Krebsrisiko um 25 Prozent erhöht.

Demnach ist es von immenser Wichtigkeit, diese Erkrankung ernst zu nehmen und zu therapieren. Fakt ist: Dafür müssen wir mehr tun als nur die Zähne und die Zahnfleischtaschen zu säubern. Die ganzheitliche Therapie umfasst den gesamten Organismus. In unserer Praxis bedienen wir uns der modernen Zahnheilkunde, gepaart mit der Ayurvedamedizin. Eine Parodontitis hat viele negative Auswirkungen auf den Körper. Zu den folgenden und anderen Beschwerden im Körper kann eine unbehandelte Parodontitis führen:

- diffuse Muskel- und Gelenkschmerzen
- Infektanfälligkeit
- Bluthochdruck
- Müdigkeit
- erhöhtes Risiko für Frühgeburten
- Insuffizienz der Herzklappen

35 Wie kann ich feststellen, ob ich eine Parodontose/ Parodontitis habe?

Anhand der folgenden Checkliste kannst du sofort sehen, ob du bereits an einer Parodontitis leidest.

1. Dein Zahnfleisch blutet beim Zähneputzen oder der Verwendung von Zahnseide/Interdentalbürstchen.
2. Das Zahnfleisch ist an einige Stellen gerötet.
3. Das Zahnfleisch ist geschwollen.
4. Die Zähne sind sensibel und reagieren auf Temperatur.
5. Das Zahnfleisch ist häufig irritiert.
6. Du ernährst dich sehr einseitig.
7. Du verwendest keine Zahnseide/Interdentalbürstchen.
8. Du rauchst regelmäßig.
9. Dein Leben ist sehr stressig.
10. Du hast das Gefühl, dass einzelne Zähne etwas gelockert sind.

36 Wann ist eine Parodontosebehandlung sinnvoll und wie wird sie durchgeführt?

In der Zahnmedizin ist eine Zahnfleischtasche – das ist der Spalt zwischen Zahn und Zahnfleisch – dann zu therapieren, wenn diese tiefer als vier Millimeter ist. Das bedeutet: An der Stelle, an der ein Zahn aus dem Zahnfleisch herauswächst, liegt normalerweise das Zahnfleisch stramm am Zahn an und bildet dadurch eine feste Manschette, die auch eine Barriere für Keime darstellt. Befinden sich in dem Bereich – dieser wird auch als Zahnhals bezeichnet – Plaque, Ablagerungen und somit viele Bakterien, kommen diese erst einmal nicht so leicht unter das Zahnfleisch. Sie warten quasi darauf, dass die Abwehr geschwächt ist. Wenn nämlich dein Abwehrsystem durch einen Infekt, eine Krankheit oder einfach ungenügende Vitalstoffzufuhr geschwächt ist, wird diese

Zahnfleischmanschette locker. Das ist der Augenblick, auf den die Keime warten. Dann können sie durch das aufgelockerte Gewebe in die Tiefe gelangen. In Folge kann die Zahnärztin/der Zahnarzt eine »Zahnfleischtasche« von vier oder mehr Millimetern messen. Dazu führt er eine stumpfe Sonde, die keinerlei Verletzungen verursachen kann, zwischen Zahn und Zahnfleisch ein.

Diese Taschentiefenmessung ist ein wichtiger Anhaltspunkt für die Ausbildung und auch den Verlauf einer Parodontitis. Sie sollte am besten halbjährlich in der Zahnarztpraxis durchgeführt werden.

Bakterien, die in die Zahnfleischtasche gelangt sind, sorgen nicht nur für eine Entzündung am Zahnfleisch, die sich durch eine Blutung, Schwellung und Rötung bemerkbar macht, sondern ebenso für eine Entzündung am Kieferknochen – und dies ist noch viel gefährlicher. Der Kieferknochen reagiert in Folge mit Abbauprozessen. Das bedeutet: Eine solche Kieferknochenentzündung ist selbstverständlich gefährlich für den gesamten Körper, führt lokal durch Knochenverlust zu einer Zahnlockerung und schließlich zu Zahnverlust.

Wie bereits erwähnt, betrifft eine Parodontitis den gesamten Körper. Daher ist eine nachhaltige und effektive Therapie ganzheitlich.

Die drei Säulen der ganzheitlichen Parodontitistherapie

- Reinigung der Zahnfleischtaschen: Beseitigung aller Ablagerungen.
- Beseitigung der pathogenen Keime in den Zahnfleischtaschen und Wiederherstellung einer gesunden Mundflora mittels Sauerstoff- und Ozontherapie plus ayurvedischen Mixturen.
- Aufbau eines stabilen Immunsystems mittels Vitalstoffinfusionen, ayurvedischen Medikamenten und einer antientzündlichen Ernährung.

Als Ayurvedamedizinerin setze ich auf die nahrhafte und antientzündliche ayurvedische Ernährung. Diese ist jedoch nicht unbedingte Voraussetzung. Bekanntlich führen viele Wege zum Ziel. Wichtig ist, dass du möglichst auf Zucker, Fertigprodukte mit diversen Konservierungsstoffen, Junkfood und Weizenprodukte verzichtest und auf deinem Speiseplan viel Gemüse aus biologischem Anbau steht.

Erst nachdem wir in der Praxis angefangen haben, zusätzlich zur herkömmlichen Zahnfleischtherapie auch das Mikrobiom zu behandeln, haben wir wirklich dauerhaften Erfolg.

Das Zahnfleisch nach der Behandlung

Nach der Ausheilung wird das Zahnfleisch wieder straffer und legt sich fester am Zahn an; Zahnfleischtaschen können reduziert werden. Früher – inzwischen geschieht dies nur noch in Ausnahmefällen – wurde lockeres Zahnfleisch, das nicht dicht am Zahn abschließt, einfach weggeschnitten. Dies ist ein sehr invasives Verfahren im Rahmen einer Parodontitistherapie. Die Zahnzwischenräume sehen im Anschluss nicht schön aus, da Gewebe fehlt; es entstehen die gefürchteten »schwarzen Dreiecke«. Im Fall eines Backenzahns kann eine solche Behandlung jedoch eine gute Methode sein, eine Zahnfleischtasche zu reduzieren und hygienefähiger zu machen, sofern er nicht im sichtbaren Bereich liegt.

37 Wie kann der verloren gegangene Knochen wieder aufgebaut werden?

Das funktioniert tatsächlich – zumindest in bestimmten Fällen. Der Fachbegriff für diesen Vorgang lautet: »Augmentation«. Darunter versteht der Zahnarzt einen Kieferknochenaufbau, der entweder mithilfe von körpereigenem oder künstlichem Knochen erfolgt. Das bedeutet: Auch im Rahmen einer Zahnfleischbehandlung kann eine Augmentation sinnvoll und notwendig sein.

Hierzu werden der Eigenknochen oder das Knochenersatzmaterial während eines chirurgischen Eingriffs in die Knochentasche eingebracht. Als Knochenersatzmaterial können tierische oder synthetische Materialien verwendet werden. Im Laufe der Zeit wird das Material durch den Körper abgebaut und durch körpereigenen Knochen ersetzt. Da die

Schleimhaut und das Bindegewebe viel schneller wachsen als der Knochen, wird ein solch aufgebauter Bereich mit einer speziellen Membran abgedeckt. Auf diese Weise wird verhindert, dass Saumepithelzellen in die Tiefe wachsen und so dem Knochen mehr Zeit für Regeneration gegeben.

Bei größeren Defekten wird die Anlage von neuem Knochen mit einer gesteuerten Geweberegeneration (GTR – Guided Tissue Regeneration) und der Applikation regenerativer Materialien gefördert. Ziel ist, im Rahmen einer systematischen Parodontalbehandlung verloren gegangene Zahnhaltegewebe wiederaufzubauen. Man unterscheidet zwischen resorbierbaren Membranen, die sich nach einer festgelegten Zeit auflösen, und nicht resorbierbaren Membranen, die nach einem festgelegten Zeitraum chirurgisch entfernt werden müssen.

Voraussetzungen für einen Knochenaufbau

Voraussetzung für einen Knochenaufbau ist eine entzündungsfreie Mundhöhle. Das heißt, sowohl Zahnfleisch als auch Kieferknochen müssen gesund sein. Andernfalls könnte das Knochenersatzmaterial nicht einheilen und würde stattdessen vom Körper abgestoßen werden.

Darüber hinaus ist nicht jeder Defekt für einen Knochenaufbau geeignet. So braucht man ein optimales Knochendesign, um das Knochenersatzmaterial gut einbringen zu können. Mithilfe einer 3-D-Röntgenaufnahme kann der Zahnarzt jedoch im Vorfeld herausfinden, ob in einem entsprechenden Fall eine Augmentation möglich ist und erfolgreich sein kann. Mit hundertprozentiger Sicherheit kann jedoch im Vorfeld nicht gesagt werden, ob das Material gut einwachsen wird.

38 Wie soll ich mich nach einer Parodontosebehandlung ernähren?

Direkt nach der Therapie solltest du auf scharfe Gewürze und harte Nahrung sowie auf Produkte mit lebenden Kulturen – das sind Joghurt, Quark und Kefir – verzichten.

Auf eine Parodontitisbehandlung folgt die wichtige Regenerationsphase des Gewebes. Wichtig dabei ist, dass dem Körper genügend Vitalstoffe zur Verfügung stehen. Es macht Sinn, die in der Regel leeren Speicher erst einmal aufzufüllen und anschließend durch die richtige Ernährung dafür zu sorgen, dass sie auch gefüllt bleiben. Damit meine ich ganz speziell die Versorgung mit Vitamin C, D, B-Komplexen, Magnesium, Zink und Calcium. Gerade das Vitamin C wird in großen Mengen benötigt, damit das Bindegewebe regeneriert und den Zahn wieder stramm umschließt.

Du musst dich nicht ayurvedisch ernähren – obwohl ich empfehle, zumindest einige Aspekte aus dem Ayurveda ins Leben einzubauen –, jedoch sorge dafür, dass möglichst viele der folgenden Lebensmittel auf deinem täglichen Speiseplan stehen, gute Qualität vorausgesetzt.

- **Bio-Olivenöl:** Gutes Olivenöl beugt Herz-Kreislauf-Erkrankungen vor und senkt den Cholesterinspiegel. Es besteht nämlich zu 75 Prozent aus einfach ungesättigten Fettsäuren. Die Polyphenole aus der Olive verlängern das Leben. Dies ist möglicherweise der wichtigste Grund, warum die mediterrane Küche so gesund ist. Sie sind blutdrucksenkend, entzündungshemmend und wirksam gegen entartete Zellen – also gegen Krebszellen. Gesundes Öl wirkt ebenso im Gehirn gegen den Alterabbau.
- **Nüsse:** Nüsse regulieren den Blutzucker, wirken blutdrucksenkend und wirken hohen Blutfettwerten entgegen. Sie enthalten gesundes pflanzliches Eiweiß, gute Fette, darmgesunde Ballaststoffe, viele Spurenelemente und Mineralstoffe.
- **Käse:** Der hohe Kalziumgehalt stärkt Knochen und Zähne; der hohe Anteil an gesättigten Fettsäuren reduziert schädliches

LDL-Cholesterin. Die Darmschleimhaut wird stabilisiert und vor schädlichen Substanzen – auch Krebszellen – geschützt. Viele Käsesorten wirken zudem blutdrucksenkend.

- **Skyr:** Die kalziumreiche Dickmilch, die ursprünglich aus Kuh- und Schafsmilch hergestellt wurde, besteht heute häufig nur noch aus Kuhmilch. Dennoch ist sie immer noch sehr gesund. Der hohe Proteingehalt ist höher als bei Joghurt und Milch. Skyr ist voller darmgesunder Bakterien. So kann er den Blutzucker regulieren und krebsverursachende Darmbakterien beseitigen.
- **Granatapfel:** Der Granatapfel hat vermutlich die höchste antioxidative Wirkung aller Obstsorten. Daher hat er eine sehr positive und ausgleichende Wirkung auf das Herz-Kreislauf-System sowie den Fett- und Zuckerstoffwechsel.
- **Schwarze Johannisbeere:** Sie sind voller Vitamin C und somit richtige Kraftpakete. Sie helfen dabei, den Cholesterinspiegel zu regulieren, Entzündungen zu hemmen und die Verdauung anzuregen. Weiterhin tragen schwarze Johannisbeeren dazu bei, Giftstoffe aus dem Körper auszuleiten. Sie wirken ebenso krebshemmend.
- **Shiitake-Pilze:** In der TCM (Traditionelle Chinesische Medizin) zählen Shiitake-Pilze zu den wichtigsten Heilpflanzen. Sie sind blutverdünnend, antientzündlich, senken Blutfette, Cholesterin und den Blutdruck.
- **Bohnen:** Hülsenfrüchte sind grundsätzlich ein wichtiger Eiweißlieferant. Sojabohnen enthalten sogar mehr Eiweiß als Fleisch. Hinzu kommen Ballaststoffe, die cholesterinsenkend und darmschützend wirken. Die Mineralstoffe Magnesium, Kalium und Kalzium sind ebenso in hoher Anzahl vertreten. Man könnte Hülsenfrüchte auch als *das* Superfood bezeichnen.
- **Petersilie:** Die glatten Sorten enthalten mehr ätherische Öle und sind somit aromatischer. Petersilie enthält viele wertvolle Vitamine, wie etwa die der B-Gruppe, Vitamin C und E. Dadurch ist sie entzündungshemmend und immunschützend. Weiterhin sind Folsäure, Flavonoide und verschiedene Mineralien, wie Kalzium, Magnesium und Eisen, enthalten. Dies alles schützt

uns vor Krebs und stärkt unser Blut- und Nerven- sowie Immunsystem.

- **Hering/Lachs:** Vorausgesetzt, wir haben gute Qualität eingekauft, erhalten wir mit Hering und Lachs besonders viele wertvolle Omega-3-Fettsäuren und Jod. Dies beugt Ablagerungen in den Gefäßen vor, hält diese geschmeidig und schützt uns vor Entzündungen.

Ayurvedische Ernährungstipps

- Trinke ein bis zwei Gläser warmes (abgekochtes) Wasser nach dem Aufstehen. Du kannst es bereits am Vorabend in eine Thermoskanne füllen. Wenn dir warmes Wasser allein zu langweilig ist, würze es mit Ingwer oder/und Zitrone. So hilfst du deinem Körper dabei, die Schlacken, welche in der Nacht frei geworden sind, auszuleiten.
- Trinke nicht direkt zu den Mahlzeiten, sondern 30 Minuten davor oder danach. Dadurch wird die Magensäure nicht unnötig verdünnt und die Verdauung verläuft schneller.
- Deine Hauptmahlzeit sollte das Mittagessen sein. Am bekömmlichsten ist die Nahrung, wenn sie warm ist.
- Deine Ernährung sollte zu 80 Prozent aus frisch zubereitetem Gemüse bestehen.

39 Wie kann ich meinem Zahnfleisch mit natürlichen Mitteln noch helfen?

Viele Menschen denken, sie müssen den Mundraum desinfizieren, um die Bakterien zu vernichten. Dies ist jedoch grundlegend falsch. Wie die Haut braucht auch die Mundschleimhaut besondere Pflege. Wir tun gut daran, die Regeneration des Zahnfleisches zu fördern, anstelle es mit scharfen Mitteln noch mehr zu reizen.

Meine Empfehlung ist natürliche Pflege, die sowohl die Mundflora wiederherstellt als auch die Regeneration von kleinen Schäden unterstützt. Die Natur hilft uns dabei mit verschiedenen Mitteln:

- **Salbei:** Hat viele heilende Eigenschaften. Er wirkt antiseptisch, antibiotisch, antibakteriell und entzündungshemmend. Kurzum: Er desinfiziert, repariert und schützt das Zahnfleisch.
- **Kamille:** Beruhigt und regeneriert das Gewebe. Durch ihre sanfte entzündungshemmende Wirkung wirkt die Kamille reizlindernd.
- **Aloe vera:** Beruhigt und kühlt gereiztes Zahnfleisch. Aloe vera stärkt die Zellmembran und macht sie widerstandsfähiger gegenüber Bakterien und Keimen. Sie wirkt immunstärkend.

Tipps aus dem Ayurveda, die dem Zahnfleisch guttun

- **Ölziehen mit Kokos- oder Sesamöl:** Durch das Ölziehen helfen wir unserem Körper, Schadstoffe loszuwerden, denn über die Zunge und Mundschleimhaut werden viele Gifte ausgeschieden. Gleichzeitig versorgt das Öl die Mundschleimhaut mit wertvollen Vitaminen und dient somit der Regeneration.
- **Ghee und Kurkuma:** Kurkuma ist ein starkes Antioxidans. Es ist antibakteriell und antiviral, lindert Schwellungen und verbessert das

Bakterienmilieu im Mund. Zusätzlich hat es immunstärkende Eigenschaften. In Verbindung mit dem Ghee kann es zu einer Paste gemischt werden. Diese Paste wird gleich einer Kurpackung auf entzündetes oder gereiztes Zahnfleisch aufgetragen.

- **Neem:** In Indien wird Neem als eine Wunderpflanze angesehen und allem beigemischt, was entzündungshemmend und regenerierend sein soll. Neem ist ein Multitalent. Es wirkt antibakteriell, antiviral, entzündungshemmend, regenerierend und ausgleichend auf das Bakterienmilieu.
- **Amalaki:** Vitamin C in höchster Dosierung findet man in der Amalakipflanze. Da das Bindegewebe im Zahnfleisch für seine Regeneration viel Vitamin C benötigt, ist es ratsam, bei Zahnfleischentzündungen oder -irritationen hoch dosiertes Vitamin C einzunehmen. Da Vitamin C das Bindegewebe festigt und für gute Elastizität sorgt, empfehle ich bei chronischen Zahnfleischentzündungen über einen Zeitraum von drei Monaten zwei bis vier Gramm Amalaki täglich einzunehmen. Bei Rauchern ist eine zusätzliche Vitamin-C-Gabe besonders wichtig.

40 Was hat eine Parodontitis mit dem Darm zu tun?

Wie die Karies ist auch die Parodontitis eine chronische Erkrankung. Wie bereits erwähnt, haben wir es bei chronischen Krankheiten immer mit Ungleichgewichten zu tun. Hinter jeder chronischen Erkrankung steht eine Veränderung im Mikrobiom. Bei der Parodontitis handelt es sich um ein Ungleichgewicht der Mundflora. Da diese ein Teil des Mikrobioms ist, haben wir es mit einem Ungleichgewicht des Mikrobioms zu tun.

Die Bakterien sind im Mund immer vorhanden. Ob sich eine Parodontitis entwickelt, hängt jedoch von unserer Immunantwort ab, und diese wird zum Großteil von unserer Darmgesundheit beeinflusst. Wir wissen heute: Nicht die Bakterien im Mund sind ausschlaggebend dafür, ob eine Parodontitis entsteht. Ausschlaggebend ist die Immunantwort – und diese ist sehr unzureichend, wenn wir im Mangel leben. Ich meine damit sowohl den Mangel an Mikronährstoffen als auch den Mangel an Regeneration. An diesem Punkt kommt die Darmflora ins Spiel:

- Wenn die Darmschleimhaut problemlos funktioniert, nehmen wir die Vitalstoffe aus unserer Nahrung gut auf und können diese verwerten. Voraussetzung ist natürlich, dass wir ausreichend vitalstoffreiche Nahrung zu uns nehmen.
- Funktioniert die Abwehr der Darmschleimhaut ausreichend, nehmen wir Substanzen, welche uns nicht guttun, gar nicht auf und scheiden diese wieder aus. Ist die Abwehr der Darmschleimhaut hingegen durchlässig, nehmen wir Substanzen auf, die zu Entzündungen führen.
- 80 Prozent unserer Immunzellen werden in der Darmschleimhaut gebildet. Das funktioniert nur dann gut, wenn diese intakt ist.

Aus diesem Grund sollten wir bei einer Parodontitis immer auch an den Darm denken. Im Ayurveda erhält der Darm daher eine ganz besondere Aufmerksamkeit. Bereits vor 5000 Jahren wusste man, dass eine gestörte Darmflora den gesamten Körper und unser Leben beeinflusst. Selbst Depressionen, Demenz und Krebs können letztlich Folgen eines gestörten Mikrobioms sein.

41 Wann müssen die Weisheitszähne gezogen werden?

Viele Menschen denken, Weisheitszähne müssten immer entfernt werden. Dies ist jedoch nicht der Fall. Wenn diese Zähne genügend Platz im Kiefer haben und sich gut in die Kauebene einfügen, weiterhin gesund und kariesfrei sind, gibt es keinen Grund, sie zu entfernen. Das Problem ist nur: Sehr häufig ist genau dies nicht der Fall.

Warum Weisheitszähne entfernt werden

- Im Kiefer ist nicht genug Platz für diese Zähne.
- Die Zähne liegen schräg im Kiefer und wachsen in die falsche Richtung. Dadurch behindern oder schädigen sie möglicherweise andere Zähne.
- Die Weisheitszähne sind zwar vollständig durchgebrochen, haben sich jedoch nicht in die Zahnreihe eingefügt. (In der Regel ist Platzmangel der Grund.) Sie behindern die Kau- und Seitwärtsbewegung des Unterkiefers. Das Gefährliche dabei ist: Der Betroffene bemerkt es in der Regel gar nicht, da der entsprechende Zahn ja langsam herausgewachsen ist und man sich daran gewöhnt hat.
- Aufgrund einer Zahnfleischtasche und mangelnder Reinigungsmöglichkeit ist das Zahnfleisch um den Weisheitszahn immerzu entzündet.
- Der Zahn hat eine große, tiefe Karies und eine Krone und/oder Wurzelbehandlung sind zu aufwendig. Dazu muss man wissen, dass die Weisheitszähne erstens sehr schwer zu behandeln sind, da sie weit hinten im Kiefer liegen und die wenigsten Menschen den Mund ausreichend aufbekommen, und zweitens eine Wurzelbehandlung an einem Weisheitszahn noch schwieriger ist als an einem anderen Backenzahn, weil der Weisheitszahn ein weitläufiges Kanalsystem in seiner Wurzel birgt. Es ist nicht möglich, dieses Kanalsystem zu säubern – was nicht bedeutet, dass es im Einzelfall doch funktionieren kann.

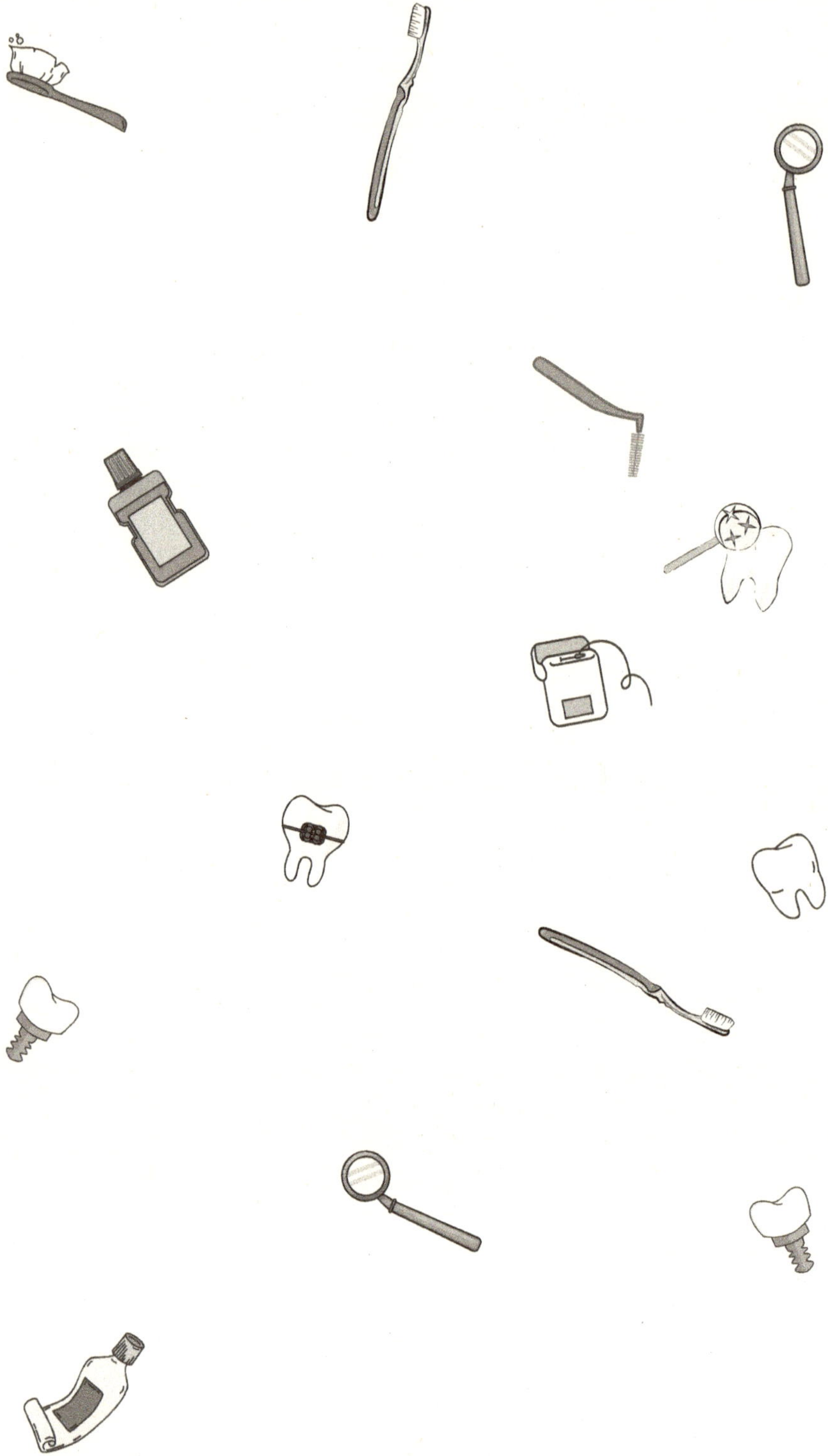

III

MÖGLICHKEITEN DER ZAHNREPARATUR

42 Muss bei Karies immer gebohrt werden?

Vorab die gute Nachricht: Nein, solange der Mineralienverlust die Zahnoberfläche noch nicht zerstört hat, lassen sich Mineralien wieder zurückführen. Dies gelingt jedoch nur, wenn das Kariesrisiko deutlich gesenkt wird und dem Zahn die fehlenden Mineralien konzentriert zugeführt werden. Zahnärzte verwenden hierzu spezielle Gele oder Lacke. Diese beinhalten optimalerweise nicht nur das Fluorid, sondern darüber hinaus auch Kalzium und Magnesium. Weiterhin wird das Kariesrisiko durch eine entsprechende Hygiene und Ernährung gesenkt. Bei allen diesen Maßnahmen geht es darum, die Säuren, welche die Zahnoberfläche angreifen, zu neutralisieren.

Jedoch: Wenn der Defekt im Zahn in diesem Stadium ist, sprechen viele noch gar nicht von einer Karies, sondern von einer Entkalkung oder der Vorstufe von Karies. Auf jeden Fall befindet sich der Defekt noch in der obersten Zahnschicht, dem Schmelz.

Erst wenn der Defekt im Zahn tiefer ist und das Zahnbein (Dentin) erreicht hat, spricht man von einer Karies und der Bohrer kommt zum Einsatz. Aber auch nachdem die Zahnärztin das Loch repariert und eine Füllung gelegt hat, ist das Kariesrisiko nicht verflogen. Dies lässt sich nur durch eine verbesserte Mundhygiene und einen selteneren Zuckerkonsum reduzieren.

Eine Alternative zum Bohrer gibt es leider nicht. Zwar heißt es immer wieder, neue Materialien könnten die erkrankte Zahnsubstanz durch Wegätzen entfernen, aber in der Praxis funktioniert dies noch nicht hinreichend. Ich habe schon viele Materialien in dieser Hinsicht ausprobiert. Du hast wirklich nichts davon, dass der Zahnarzt/die Zahnärztin nicht bohrt und nur eine Substanz auf den Zahn aufträgt, dann die erkrankte Zahnsubstanz unzulänglich auskratzt und du dafür in wenigen Monaten eine viel tiefere Karies am Zahn hast, weil einfach zu viele Bakterien verblieben sind. Leider kann ich im Augenblick keine schönere Antwort geben.

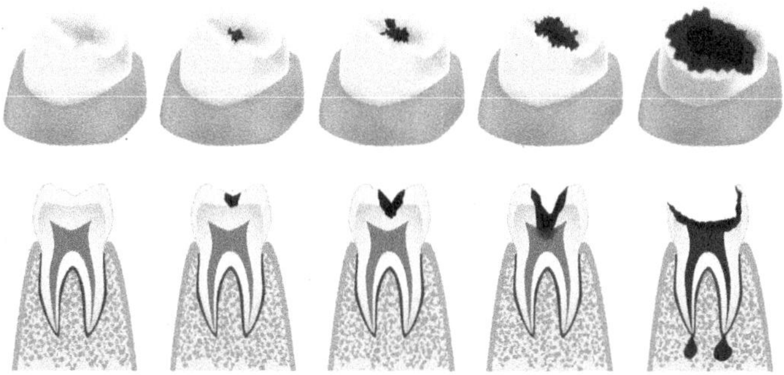

Ein von Karies befallener Zahn durchläuft verschiedene Stadien.

43 Warum tut das Bohren manchmal trotz Spritze weh?

In der Regel passiert es nicht, denn durch eine lokale Betäubungsspritze und innerhalb weniger Minuten – im Oberkiefer schneller als im Unterkiefer, da der Knochen poröser und dadurch durchlässiger ist – sind der Zahn und das umgebende Gewebe schmerzfrei.

Jedoch gibt es auch Fälle, in denen die Anästhesie einfach nicht wirkt. Leider. Wichtig dabei ist die Kommunikation zwischen Patient und Zahnarzt.

Hinter einer nicht wirkenden Anästhesie verbergen sich vielfältige Ursachen. Die Gründe für eine nicht optimal erfolgte Betäubung sind vielfältig. Relativ selten sprechen Patienten auf das Lokalanästhetikum selbst nicht an. Vielmehr sind häufiger folgende Ursachen verantwortlich:

- **Anomalien im Verlauf des Nervs:** Nicht jeder Nerv und nicht jeder Nervenaustrittspunkt verläuft so, wie es im Lehrbuch vorgesehen ist. Es gibt individuelle Unterschiede. Ein erfahrener Zahnarzt weiß sich natürlich zu helfen und setzt ausreichende Depots des Betäubungsmittels ins benachbarte Gewebe.
- **Injektion in ein entzündetes Gebiet:** Hier neutralisiert der Körper – bedingt durch das saure Milieu jeder Entzündung – das Betäubungsmittel.

- **Knochen**: eine individuell ausgeprägte Knochendicke.
- **Psychische Faktoren:** Es gibt Menschen, die haben bereits Schmerzen, wenn sie den Bohrer sehen oder hören.
- **Biorhythmus:** Der Körper reagiert je nach Tageszeit unterschiedlich schmerzempfindlich.
- Genussmittel, die **Koffein** enthalten – besonders Kaffee, Espresso oder Aufputschmittel – haben Auswirkungen auf die Narkosewirkung.
- **Fehlerhafte Injektionstechnik:** Der Zahnarzt hat den Nerv einfach nicht gut getroffen, weil er noch etwas Übung braucht. Auch der Zahnarztberuf ist ein Handwerk, welches Routine benötigt.

Der erfahrene Zahnarzt weiß auf jeden Fall, was zu tun ist, wenn eine gelegte Betäubung nicht wirkt. In der Regel wird er eine andere Technik anwenden. In manchen Fällen schafft ein anderes Betäubungsmittel Abhilfe. Aus diesem Grund ist es sehr wichtig, dies anzusprechen und nicht etwa die Schmerzen auszuhalten. Jeder Zahnarzt ist bestrebt, seinem Patienten die Behandlung so angenehm wie möglich zu machen.

44 Welches Füllungsmaterial ist das Beste?

Jegliches Füllungsmaterial, welches in den Zahn eingebracht wird, hat Wirkung auf den gesamten Organismus – auch wenn wir es in der Regel gar nicht spüren. Aus diesem Grund macht es sehr großen Sinn, über Zahnmaterialien zu sprechen.

Denn: Sobald ein Zahnarzt in einen Zahn hineinbohrt, um eine Füllung zu legen, oder den Zahn mit einer Krone versorgt, greift er in die Grundsubstanz des Körpers ein. Über ganz feine Kanälchen im Zahnbein – den Dentinkanälchen – gelangen alle Substanzen, die der Zahnarzt in den Zahn einbringt, in das Innere des Zahns und somit in unseren Körper. Jedes Material kann für das Individuum problematisch werden.

Am besten ist natürlich, wenn der Zahnarzt gar nicht bohren muss. Wenn es jedoch schon unbedingt sein muss, dann sollte das Füllungsmaterial so gut verträglich wie möglich sein. Es ist nicht ratsam, an diesem Punkt zu sparen. Dennoch lässt sich nicht so einfach sagen, welches Material das beste ist. Denn: Dies ist individuell unterschiedlich und hängt auch vom Zahn und der Größe des Defektes im Zahn ab. Es lohnt sich jedoch, einige Grundsätzlichkeiten zu Füllungsmaterialien zu wissen.

Amalgam

Bei der Amalgamfüllung handelt es sich um eine Metalllegierung aus Quecksilber, Zinn und Silber, die sehr hart wird und lange hält. Es ist ein plastischer Werkstoff, der in einer Sitzung in den Zahn eingebracht wird und leicht zu verarbeiten ist. Erst nach zwei Stunden wird die Füllung so hart, dass sie belastet werden kann. Die Komponenten werden vor Gebrauch in der Praxis frisch angemischt.

Während meines Studiums habe ich noch alles über Amalgamfüllungen gelernt und auch angewendet. Amalgam ist aufgrund der sehr geringen Kosten zwar noch immer »Kassenleistung« bei Seitenzähnen, jedoch wird es kaum noch verwendet. Aus gutem Grund. Auch ich hatte mich bereits zu Beginn meiner Praxis in München gegen dieses Material entschieden. Ein Material, welches als Bindemittel Quecksilber enthält, hat in keinem Mund etwas verloren. Quecksilber ist ein Nervengift. Wenn eine Amalgamfüllung in einen Zahn gelegt wird, gelangt Quecksilber über die Dentinkanälchen in das Zahninnere und dann auch in die Blutbahn. Es kann sich in den Entgiftungsorganen absetzen und uns schaden.

Aus einer Amalgamfüllung entweicht in jeder Sekunde Quecksilber, was beim Kauen und Zähneputzen verstärkt wird, und beim Zähneknirschen ist die Dosis noch weiter erhöht. Besonders hoch ist die Quecksilbermenge, die frei wird, wenn eine Amalgamfüllung gelegt oder herausgebohrt wird. Hinzu kommt: In einer Zahnarztpraxis, in der Amalgam verwendet wird, sind das Personal und der Zahnarzt besonders hohen Quecksilberdosen ausgesetzt.

Ein Zahnarzt muss herausgebohrte Amalgamfüllungen als Sondermüll entsorgen. Seit vielen Jahren wird bereits empfohlen, bei Schwangeren, Stillenden und Kindern keine neuen Amalgamfüllungen zu legen oder alte herauszubohren. Es ist im Gespräch, das Amalgam als Füllungswerkstoff zu verbieten. Würde Amalgam heute entdeckt werden, würde es sicher nicht zugelassen werden. Amalgam sollte demnach nicht mehr eingesetzt werden.

Kunststofffüllungen

Kunststoffe sind – ebenso wie das Amalgam – Gemische aus verschiedenen Komponenten. Sie werden in der Fachsprache Composites genannt und sind sehr komplex in ihrer Beschaffenheit, denn sie werden aus einem organischen und einem anorganischen Teil zusammengesetzt – daher auch ihr Name (abgeleitet vom Lateinischen »componere« für »zusammensetzen«). Der organische Teil ist der Kunststoffanteil, der anorganische besteht aus kleinsten Keramik-, Glas- und Quarzpartikeln. Je nach Material ist mal mehr, mal weniger Kunststoff enthalten.

Es gibt sehr viele unterschiedliche Arten von Composites, und es ist nicht möglich, den Überblick zu behalten. Problematisch ist, dass die Firmen nicht alle Bestandteile preisgeben. Hinzu kommt, dass Kunststofffüllungen mit speziellen Klebern am Zahn verankert werden. Der Kleber (Bonding) wird grundsätzlich direkt auf beziehungsweise in den nackten Zahn gepinselt und besteht zu 100 Prozent ebenfalls aus Kunststoff. Die Kunststoffe gibt es in verschiedensten Ausführungen und Zähigkeiten. Sehr fließfähige Materialien bestehen zu 70 Volumprozent aus Kunststoffverbindungen.

Man kann davon ausgehen, dass Composites immer auch toxikologische Risiken in sich tragen und für Menschen mit diversen Allergien und Gesundheitsproblemen nicht bestens geeignet sind. Die Materialien, die zum Einkleben der Füllungen verwendet werden, die freien Monomere, lösen sich aus dem Kunststoff heraus, können den Zahn reizen und sammeln sich in unserem Körper an.

Solche Zähne reagieren dann gern mit Überempfindlichkeiten auf Temperatur und Süßes. Manche Patienten erhalten eine wunderschöne Füllung, die nach allen Regeln der Zahnmedizin gelegt wurde, und können den Zahn dennoch nicht belasten. Sie verdächtigen den Zahnarzt, dass er keine gute Arbeit abgeliefert hat – dabei reagieren sie überempfindlich auf den Kunststoff. Dies passiert leider häufig.

Das Risiko für den Patienten wird dennoch als gering bewertet, was aber lediglich daran liegt, dass es bislang keine verlässlichen wissenschaftlichen Daten über mögliche systemische Wirkungen gibt (»systemisch«: den gesamten Organismus betreffend).

Auch stehen – abgesehen von Allergietests – keinerlei Testmethoden zur Verfügung, um mögliche systemische Wirkungen von Composite-Materialien am Menschen untersuchen geschweige denn diagnostizieren zu können. Folglich sind Beschwerden nicht wissenschaftlich verifizierbar.

Offenbar sind lichthärtende Composites – die am weitesten verbreiteten Composite-Materialien – nicht immer im selben Maß schädlich. Nicht primär ihre Zusammensetzung soll hier eine Rolle spielen, sondern vielmehr der Grad ihrer Polymerisation, wobei gilt: Je höher der Polymerisationsgrad, umso verträglicher das Material.

Als Polymerisation bezeichnet man jenen Vorgang, der während des Aushärtens mit dem blauen Licht der Polymerisationslampe in die Wege geleitet wird.

Kunststofffüllungen sind lange nicht so haltbar wie Amalgamfüllungen – obwohl ihre Haltbarkeit in den letzten Jahren wesentlich verbessert worden ist. Anreicherungen mit Keramikpartikeln machen sie fester, kaubeständiger und somit haltbarer.

Weil es sich bei Kunststoff um einen relativ weichen Werkstoff handelt, sind Kunststofffüllungen nicht sehr kaustabil. Aus diesem Grund sollten nur kleine Defekte im Zahn mit Kunststoff versorgt werden.

Für den Zahnarzt haben die Composites den Nachteil, dass sie aufwendiger zu verarbeiten sind. Das Material ist Feuchtigkeit gegenüber sehr empfindlich. Aus diesem Grund verwenden Zahnärzte, die sehr genau arbeiten, ein Gummituch zur Isolierung. Mit diesem sogenannten »Kofferdam« wird der Zahnbereich, an dem gearbeitet wird, trockengelegt. Je trockener die Füllung in den Zahn eingebracht werden kann, umso dichter und beständiger ist sie. Da Kunststofffüllungen in den Zahn eingeklebt werden, stabilisieren sie diesen. Dies ist sehr von Vorteil bei bruchgefährdeten Zähnen.

Ein weiterer entscheidender Vorteil für Patienten ist die Ästhetik: Kunststofffüllungen sind zahnfarben und somit kaum sichtbar.

Keramik

Keramik ist das Material, welches am gewebefreundlichsten ist. Es werden weder der Geschmack noch die Wärmeleitung im Zahn verändert. Bakterien können sich an der glatten Keramikschicht nur schlecht anheften. Somit bleibt das Zahnfleisch bei Keramikfüllungen (und Kronen) gesund. Weiterhin punkten Füllungen aus Keramik aus ästhetischer Sicht. Sie sind lichtdurchlässig und können der Zahnfarbe angepasst werden. Der Farbton bleibt bestehen. Keramik nimmt keine Farbstoffe aus der Nahrung auf – wie etwa Kunststoff. Allerdings hat auch Keramik zwei Nachteile:

Die Keramikfüllung oder -krone muss mit einem Kunststoff in den Zahn eingeklebt werden. Klebekunststoffe für Keramikinlays bestehen zu 60 Volumprozent aus Kunststoffverbindungen. Keramiken sind sehr fest und können somit bei Menschen, die sehr stark mit den Zähnen knirschen, problematisch werden. Der Biss ist dann sehr fest, und dies kann zu Sensibilitäten durch Überbelastungen führen.

Goldinlays

Ein »Inlay« ist eine Füllung, die aus einem festen Werkstoff von einem Zahntechniker hergestellt worden ist. Meist handelt es sich um Gold- oder Keramikinlays. Man kann jedoch auch Inlays aus Kunststoff herstellen. Ein Goldinlay zeichnet sich durch eine hohe Haltbarkeit aus. Seine Härte ist ähnlich der natürlichen Zahnsubstanz und wird somit beim Knirschen ähnlich abgetragen. Aus diesem Grund setzen viele Zahnärzte bei Patienten, die mit den Zähnen knirschen, im Seitenzahnbereich lieber Goldfüllungen ein.

Im Vergleich zu anderen Inlays muss bei Goldinlays etwas mehr Zahnsubstanz entfernt werden. Sie sind nicht zahnfarben und übertragen Wärme- und Kälte auf den Zahn. Goldinlays bestehen nicht zu 100 Prozent aus Gold. Dies wäre viel zu weich. Es handelt sich immer um eine Legierung (eine Mischung) aus verschiedenen Metallen – unter anderem auch aus Gold. Diese Füllungen werden in einen Zahn einzementiert. Da dies mit Druck verbunden ist, kann es passieren, dass ein Zahn Mikrorisse bekommt und in Folge temperaturempfindlich reagiert.

Wichtig zu wissen: Metalle haben den Nachteil, dass sie aus mehreren Substanzen bestehen. Es handelt sich immer um eine Legierung. Somit ist die Gefahr für Unverträglichkeit viel höher als bei den Keramiken, selbst wenn Sie heute das gleiche Material erhalten wie bereits vor Jahren. Das Metall, auf dem Sie bereits seit Jahren kauen, hat sich verändert und ist nicht mehr das Gleiche wie das neue. Daher ist es ganz wichtig, darauf zu achten, möglichst wenige – oder besser: gar keine – Metalle im Mund zu haben.

45 Wie schädlich sind Amalgamfüllungen?

Die Zusammensetzung von Amalgam stimmt bei näherer Betrachtung äußerst nachdenklich: Es handelt sich um ein Legierungspulver aus Silber, Zinn, Kupfer und Zink, welches mit flüssigem Quecksilber vermischt wird. Eine Amalgamfüllung enthält zu 50 Prozent das toxische Schwermetall Quecksilber – welches für den menschlichen Körper im Grunde nichts anderes als reines Gift ist.

Eine mögliche Belastung durch Amalgamfüllungen beziehungsweise das ausgestoßene Quecksilber kann sich dabei in einer enormen Bandbreite an Erkrankungen und Symptomen äußern. Dies sind die häufigsten Folgen einer Amalgambelastung:

- Kopfschmerzen
- Appetitlosigkeit
- Schwindelgefühle
- häufige Müdigkeit, selbst bei ausreichend gesundem Schlaf
- körperliche Unruhe
- Zittern
- häufige Infektionskrankheiten/Erkältungen

46 Was ist bei der Entfernung von Amalgamfüllungen zu beachten?

Das Gefährlichste an Amalgamfüllungen ist das Quecksilber. Quecksilberdampf wird frei, wenn wir mit den Zähnen knirschen, sie bürsten – besonders wenn wir dazu eine fluoridhaltige Zahnpasta verwenden –, und in sehr großen Mengen, wenn eine neue Füllung gelegt oder eine vorhandene herausgebohrt wird. Aus diesem Grund ist es wichtig, Vorkehrungen zu treffen. Die Belastung durch Quecksilber und andere Schwermetalle endet leider nicht mit dem Entfernen des toxischen Zahnfüllmaterials aus dem Mundraum. Durch die jahrelang von den Amalgamfüllungen freigesetzten Quecksilberdämpfe und die abgelösten Metallpartikelchen lagern sich schädliche Rückstände im Bindegewebe, im Nervengewebe und im Zellinneren des Körpers ein. Erst durch eine sorgfältige Ausleitung der Rückstände von Amalgam oder anderen Schwermetallen aus dem Körper kann die Belastung vollständig beseitigt werden.

Vorsichtsmaßnahmen

1. **Das Anlegen eines Kofferdams:** Das ist ein Gummituch, mit dessen Hilfe der entsprechende Zahn isoliert wird. Auf diese Weise gelangen keine Amalgampartikel an die Mundschleimhaut oder in den Rachen. Das Tüchlein schaut wie ein kleines Operationstuch aus und wird mit einer Klammer am Zahn befestigt.
2. **Besonders starke Wasserkühlung:** Durch das Wasser soll die Entstehung des Quecksilberdampfes vermieden werden.
3. **Gute Absaugtechnik mit zwei Saugern:** Auch durch diese Maßnahmen wird verhindert, dass der entstehende Dampf in die Nase steigt.
4. **Entfernung:** Eine Amalgamfüllung sollte nicht mit einer hochtourigen Turbine herausgeschlichen werden, sondern vielmehr niedertourig herausgebrochen werden.

Amalgamausleitung

Die Belastung durch Quecksilber und andere Schwermetalle endet leider nicht mit dem Entfernen des toxischen Zahnfüllmaterials aus dem Mundraum. Schädliche Rückstände setzen sich im Bindegewebe, im Nervengewebe und im Zellinneren des Körpers fest. Besonders reichhaltig werden sie in den Nieren und der Hypophyse eingelagert. Zu einem kleinen Teil entsorgt der Körper im Rahmen von Entgiftungs- und Entschlackungsprozessen das Schwermetall selbst. Da dies jedoch erstens sehr lange dauert und zweitens nur sehr ungenügend geschieht, empfehle ich, den Körper zu entgiften und nach dem Herausbohren von Amalgamfüllungen eine sorgfältige Ausleitung der Rückstände von Amalgam sowie anderen Schwermetallen aus dem Körper vorzunehmen. Auch wenn dies nie vollkommen sein kann, wird der Körper entlastet und hat mehr Energie für Regenerationsprozesse. Viele Menschen spüren dies auch sehr deutlich nach einigen Wochen.

Für eine effiziente Amalgamausleitung eignen sich Präparate, die Schwermetalle binden und über den Darm ausleiten. Während vor einigen Jahren noch chemische Präparate genutzt wurden, ist man heute auf natürliche Substanzen übergegangen, da die chemischen Stoffe wiederum viele unerwünschte Nebenwirkungen aufwiesen.

Ausleitung durch die Einnahme von Kapseln und Tabletten

Für die Amalgamausleitung sind verschiedene Präparate geeignet:

- Algenpräparate (Chlorella)
- Amalaki (indische Stachelbeere)
- Koriander
- Bärlauch

Ausleitung durch Entgiftungsinfusionen

Eine Infusionstherapie sollte immer individuell zusammengesetzt werden; die besten Resultate ergeben gezielt eingesetzte Behandlungen. Geeignet hierfür sind:

- **Vitamin C:** Ein bekanntes Antioxidans und ein bekannter Radikalienfänger. In der Zelle entstehen bei der Entgiftung Oxidationsprodukte, die relativ giftig sind. Diese Oxidationsprodukte werden durch Vitamin C abgefangen.
- **Glutathion:** Die Schlüsselsubstanz zur intrazellulären Entgiftung; ohne ausreichendes Glutathion kann keine Zelle entgiften. Es handelt sich um eine körpereigene Aminosäure, die vorhandene Defizite und erhöhten Verbrauch ausgleicht.
- **Taurin:** Eine körpereigene Aminosäure, die über den Gallenfluss die Entgiftung fördert.
- **KCM-Lösung**: Enthält Elektrolyte; die Zufuhr von Elektrolyten stellt das gestörte Membranpotenzial der Zelle wieder her, das durch die Schwermetallbelastung empfindlich gestört wird.
- **Zink:** Ein wesentliches Spurenelement zur Ausleitung von Schwermetallen, insbesondere zur Ausleitung von Quecksilber. Es löst ebenfalls die notwendigen Entgiftungsmechanismen aus.
- **Ozon:** Stimuliert die durch die Schwermetalle blockierten Enzyme.

Weitere unterstützende Maßnahmen

Da unser Gewebe Metallionen desto leichter speichert, je saurer es ist, bietet eine basische, antientzündliche Ernährung dem Körper zusätzliche Hilfe. Als Beginn einer solchen Ernährung empfiehlt sich zunächst eine Entsäuerung. Diese kann durch eine Basen-Infusion durchgeführt werden oder durch eine ayurvedische Entschlackung mit Kitchari. Im Anschluss empfiehlt sich eine basische Ernährung, die hauptsächlich aus Gemüse besteht.

47 Wie kann ich feststellen, ob ich das Füllungsmaterial vertrage?

Dies ist tatsächlich schwieriger, als viele annehmen. Wichtig zu wissen: Herkömmliche Hauttests beim Dermatologen funktionieren nicht. Die Mundschleimhaut reagiert vollkommen anders auf Substanzen als die verhornte Haut. Erfolgreich zur Anwendung kommen die folgenden drei Verfahren.

Applided Kinesiologie

Bei der Applided Kinesiologie dient der Organismus als Messinstrument und der Muskel als Anzeiger. Verschiedene Muskeln, denen auch verschiedene Meridiansysteme zugeordnet sind, werden in einer definierten Testposition auf die Reaktion geprüft. Der Patient liegt, sitzt oder steht dabei ganz entspannt. Es bedarf für diese Testung keinerlei Geräte. Lediglich das Testmaterial muss vorliegen. Es wird die Kraft unterschiedlicher Muskeln auf gezielte Reize getestet.

Das Bioresonanzverfahren

Die Bioresonanz geht davon aus, dass im Körper ein elektromagnetisches Feld besteht. Ist alles in Ordnung, schwingen die elektromagnetischen Wellen harmonisch. Eine Störung dieser Schwingung löst Krankheiten aus. Mit dem Bioresonanzgerät können die Schwingungen der elektromagnetischen Wellen im Körper gemessen werden. Bei der Materialtestung wird geschaut, ob das Testmaterial dieses körpereigene Schwingungsmuster stört oder ob es damit in Einklang gebracht werden kann.

Elektroakupunktur nach Voll (EAV)

Die Elektroakupunktur nach Voll ist das älteste und am häufigsten genutzte elektrische Diagnose- und Therapieverfahren in der Naturheilkunde. Genau definierte Punkte an der Hautoberfläche, die sogenannten Akupunkturpunkte, stehen über Energiebahnen (Meridianen) mit den Organen in Verbindung. Zwischen beiden besteht deshalb eine reflektorische Beziehung beziehungsweise eine Wechselwirkung. Das EAV-Gerät misst nun die Leitfähigkeit des Gewebes, den sogenannten Organwiderstand, in diesen speziellen Punkten. Er unterscheidet sich deutlich von dem anderer Stellen. Der gemessene Wert lässt diagnostische Rückschlüsse auf den funktionellen Zustand des korrespondierenden Organs beziehungsweise Organsystems zu.

Für die Messung hält der Patient in einer Hand eine Elektrode, während der Behandler mit einer feinen Messelektrode die speziellen Punkte abtastet. Dabei fließt ein für den Patienten nicht fühlbarer Strom. Das ist die entsprechende »Organantwort«. Der Patient spürt während der gesamten Messung nichts. Die Höhe der gemessenen Werte gibt Auskunft darüber, ob sich das entsprechende Organ in einem energetischen Gleichgewicht befindet oder erkrankt ist.

Bei der Materialtestung mit dieser Methode wird die Organantwort auf das entsprechende Material gemessen.

48 Warum habe ich Schmerzen, nachdem eine Füllung eingesetzt wurde?

Schmerzen nach der Behandlung sowie Schwellungen des Zahnfleisches kommen häufig vor. Dies liegt daran, dass sowohl der Zahn als auch das umliegende Gewebe durch das Einsetzen von Zahnfüllungen gereizt werden. Sobald der Zahnarzt in das Zahnmark (Dentin) bohrt, setzt er einen Reiz für den Zahnnerv. Je tiefer das Loch im Zahn, umso größer der Reiz, weil der Durchmesser der Dentinkanälchen zunimmt, je näher sie an der Nervhöhle sind.

Weiterhin gelangen Materialien, die in den Zahn eingebracht werden, in das System und können dieses reizen. Beim Legen einer Kunststoff- oder Keramikfüllung ist Trockenheit sehr wichtig. Ein Zahn mag es jedoch gar nicht, wenn er austrocknet. Auch dies reizt den Nerv. Eine zu hohe Füllung reizt den Zahn zusätzlich und lässt ihn nicht zur Ruhe kommen.

Manchmal muss der Zahnarzt das Zahnfleisch zurückschieben, um die Füllung (oder Krone) dicht in den Zahn einzubringen. Das Zahnfleisch reagiert häufig mit einer kleinen Schwellung und Irritation. Zahnschmerzen bis zu einer Woche nach der Füllung sind üblich. Jedoch kann es sogar bis zu einem halben Jahr dauern, bis ein Zahn komplett belastbar ist.

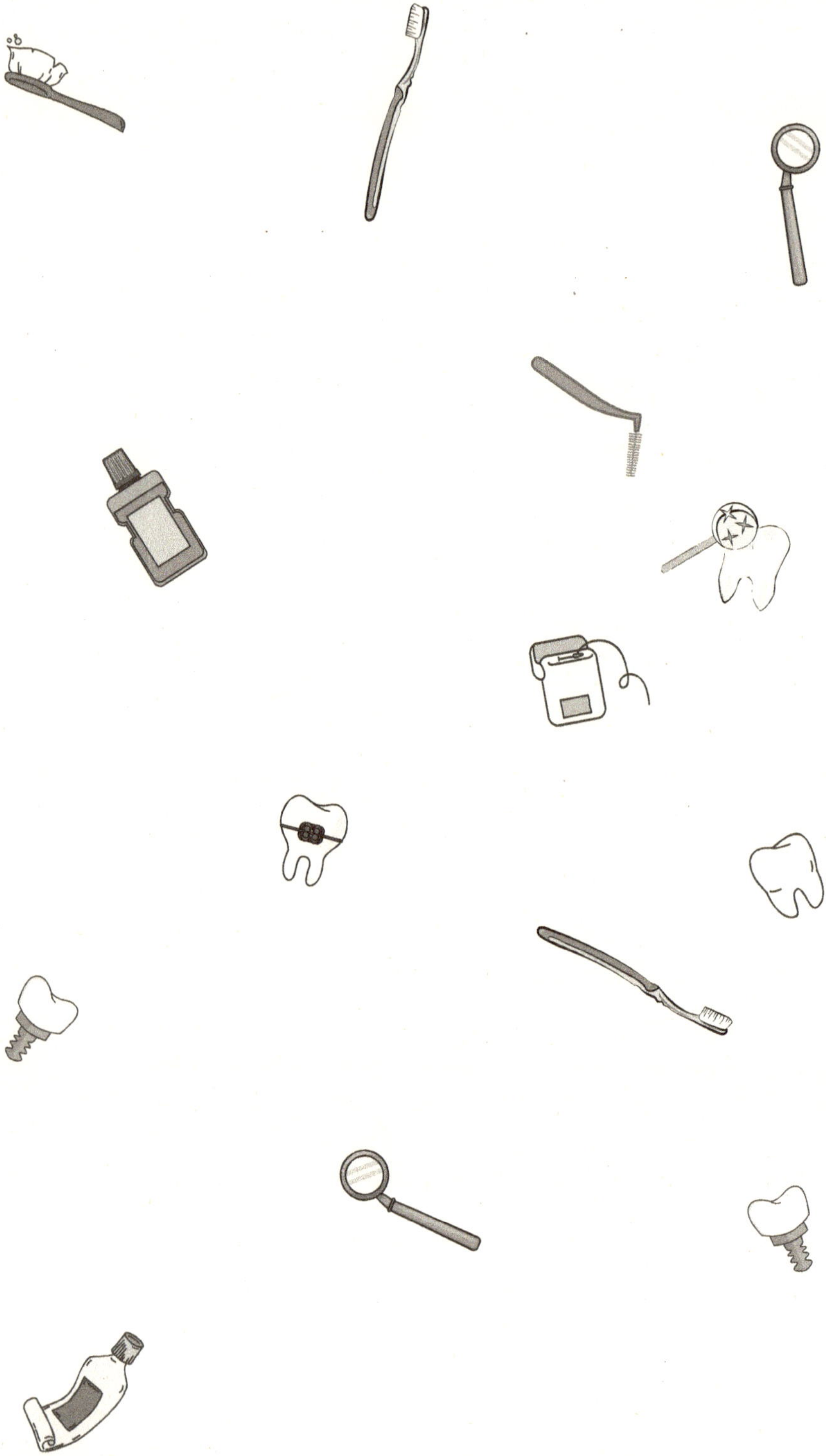

IV

DER PASSENDE ZAHNERSATZ

49 Was ist eigentlich Zahnersatz?

Zahnersatz kann sehr unterschiedlich aussehen. Unter diesem Begriff fassen wir die vielen verschiedenen Möglichkeiten zusammen, die es für den Ersatz eines geschädigten oder fehlenden Zahns gibt und die über eine einfache Zahnfüllung hinausgehen.

Eine Gemeinsamkeit haben alle diese Möglichkeiten jedoch: Zahnersatz wird von einem Zahntechniker hergestellt. Mit Zahnersatz können wir Teile eines Zahns oder auch eine ganze Zahnreihe ersetzen. Die zahnmedizinische Fachrichtung, die sich mit der Planung, Herstellung und dem Einsatz von Zahnersatz beschäftigt, heißt Prothetik.

Es gibt eine Reihe verschiedener Gründe für Zahnersatz: Eine Krankheit, ein Unfall, Karies oder auch der Verschleiß von Zähnen.

50 Braucht jeder irgendwann Zahnersatz und ab welchem Alter muss ich damit rechnen?

Es gibt kein »Eintrittsalter« für Zahnersatz. Zahnersatz ist genau das, was das Wort aussagt: ein Ersatz für einen oder mehrere Zähne. Dieser ist notwendig, wenn Zähne nicht angelegt, durch einen Unfall oder durch Zahn-Mund-Erkrankungen verloren gegangen oder zerstört worden sind. All das kann in jedem Alter geschehen.

Der Zahnverlust durch Karies und Parodontitis benötigt Zeit. Aus diesem Grund ist der Zahnersatz logischerweise erst in einem höheren Alter nötig. Viele Menschen benötigen zwischen 40 bis 60 Jahren irgendwann einen Zahnersatz. Das Wort Zahnersatz sagt jedoch nichts darüber aus, um welche Art es sich handelt. Dies kann eine einzelne Teilkrone oder eine große Versorgung, bei der alle Zähne ersetzt werden, sein.

51 Welche Möglichkeiten gibt es, einen Zahn zu ersetzen?

Es gibt zwei verschiedene Arten, einen Zahn zu ersetzen: mithilfe von festsitzendem oder herausnehmbarem Zahnersatz.

Festsitzender Zahnersatz

Damit ist der Zahnersatz gemeint, welcher fest mit dem Zahn verbunden ist und nicht aus dem Mund herausgenommen werden kann. Man unterscheidet zwischen verschiedenen Arten:

- **Kronen:** Ist ein Zahn zu einem größeren Teil beschädigt, so kann eine Zahnkrone diesen ersetzen. Sie stellt eine künstliche Schutzkappe für den beschädigten Zahn dar und stellt seine Funktion wieder her. Die künstliche Krone wird mit dem eigenen Zahn verklebt. Diese Behandlungsmethode kommt zum Einsatz, wenn eine Zahnfüllung für die Behandlung nicht mehr infrage kommt, da der eigene Zahn zu sehr beschädigt ist, zum Beispiel durch einen Unfall oder Karies.
- **Brücken:** Durch eine Zahnbrücke lassen sich ein oder auch mehrere Zähne ersetzen. Der fehlende Zahn wird überbrückt. Eine Brücke besteht aus einer Krone für den angrenzenden Zahn und einem künstlichen Mittelstück, das den fehlenden Zahn ersetzt. Die angrenzenden Zähne müssen über gesunde Zahnwurzeln verfügen, damit die Brücke stabil halten kann.
- **Zahnimplantate:** Ein Zahnimplantat wird direkt im Kieferknochen verankert. Ein Implantat besteht aus den folgenden drei Teilen: einer künstlichen Zahnwurzel, die im Kieferknochen verankert wird, einem Verbindungsstück (Abutment) und dem sichtbaren Zahnersatz.
- **Veneers**: Diese Form des festsitzenden Zahnersatzes dient der dauerhaft optischen Verbesserung von sichtbaren Zahnbereichen. Die dünnen, lichtdurchlässigen Verblendschalen bestehen

aus Keramik und sind nicht dicker als ein Millimeter. Sie kaschieren und korrigieren sowohl Zahnfehlstellungen als auch Verfärbungen. Um Veneers auf natürliche Zähne aufzusetzen, müssen diese sehr dünn angeschliffen werden. Veneers werden individuell nach Maß angefertigt und auf die vorbereiteten Zähne aufgeklebt. Die Haltbarkeit von Veeners liegt im Bereich von vielen Jahren bis Jahrzehnten.

- **Inlays:** Die passgenau gegossenen Einlagefüllungen werden im Zahnlabor hergestellt und im Anschluss in den Zahn eingeklebt. Inlays werden eingesetzt, wenn nur wenig von der Zahnsubstanz fehlt, aber eine einfach Zahnfüllung nicht möglich ist. Ein Inlay kann aus Keramik, Gold, Zirkon oder Dentalstahl (Nichtmetall) angefertigt werden. Sie stellen eine hochwertige, langlebige Alternative zu Kunststoff- und Amalgamfüllungen dar. Bei guter Pflege halten sie deutlich länger als günstige Alternativfüllungen. Inlays, die aus Zirkon oder Keramik hergestellt sind, stellen eine ästhetische Lösung dar, denn sie sind vom restlichen Zahn optisch nicht zu unterscheiden.
- **Onlays/Teilkronen:** Sie werden aus den gleichen Materialien gefertigt wie Inlays und kommen bei größeren Beschädigungen am Zahn zum Einsatz. Sie gehen im Gegensatz zu Inlays über die Zahnhöcker hinaus und bedecken die gesamte Kaufläche. Onlays – auch Teilkronen genannt – werden individuell für jeden Patienten im Zahnlabor angefertigt und im Anschluss von der Zahnärztin auf den präparierten Zahn aufgeklebt. Aufgrund des festen Materials besitzen sie ebenfalls eine deutlich höhere Haltbarkeit als herkömmliche Zahnfüllungen aus Amalgam oder Composite.

Herausnehmbarer Zahnersatz

Einen solchen Zahnersatz kann man zum Reinigen herausnehmen. Hierbei gibt es verschiedene Möglichkeiten:

- **Teilprothese/Klammerprothese/Modellgussprothese:** Eine Teilprothese stellt eine Alternative zur Brücke dar, wenn mehrere

Zähne fehlen. Für eine Brücke reichen die Verankerungsmöglichkeiten nicht mehr aus. Man bezeichnet eine Teilprothese auch als Klammerprothese, da sie mit Klammern an den restlichen Zähnen befestigt wird.

- **Vollprothese:** Sind im Ober- oder Unterkiefer keine natürlichen Zähne mehr vorhanden, dient eine Vollprothese als Zahnersatz. Durch den Druck, der beim Kauen entsteht, sinkt die Vollprothese in die Schleimhaut ein.
- **Der kombinierte Zahnersatz:** Ein kombinierter Zahnersatz beinhaltet beide Elemente: ein fest verankertes und ein herausnehmbares Element, das zur Reinigung außerhalb des Mundes herausgenommen werden muss. Der kombinierte Zahnersatz gewinnt seinen festen Halt von den umliegenden überkronten Zähnen. Dabei kommen verschiedene Verbindungselemente wie Riegel, Geschiebe und Druckknopfanker zum Einsatz.
- **Riegelprothese:** Diese Form der herausnehmbaren Prothese gewinnt ihren Halt durch das Ineinanderschieben spezieller Elemente zur Befestigung. Nach dem Einsetzen werden sie mechanisch verriegelt durch einen Verschluss an der Innenseite der Pfeilerzähne. Diese Prothesenart ist komfortabel, klammerfrei, optisch nicht zu erkennen und schont die Pfeilerzähne. Für die Befestigung werden stabile Pfeilerzähne benötigt.
- **Geschiebeprothese:** Der herausnehmbare Zahnersatz mit sicherem Halt ersetzt einen Teil des Gebisses und wird im Rand- beziehungsweise Backenbereich eingesetzt. Die Zahnprothese wird am Geschiebe, einer speziellen Halterung, an den vorhandenen Zähnen befestigt. Das Geschiebe ist von außen unsichtbar und stellt eine besonders stabile Verbindung her.
- **Teleskopprothese:** Bei einer Teleskopprothese handelt es sich um eine Teilprothese, die an Teleskopkronen verankert ist. Die Prothese kann herausgenommen werden, während die Kronen fest verankert sind. Diese Form des kombinierten Zahnersatzes bietet einen besonders hohen Komfort und hohe Stabilität.
- **Cover-Denture-Prothese:** Sie wird auch als zahntragende Deckprothese bezeichnet und ist eine spezielle Form der Teleskop-

prothese. Sie kommt zum Einsatz, wenn nur noch wenige eigene Zähne im Kiefer vorhanden sind. Der Restzahnbestand gibt der Cover-Denture-Prothese ihren Halt. Die eigenen Zähne sind nicht mehr sichtbar, daher kommt auch die Bezeichnung Deckprothese, Onlay-Denture oder Overdenture.

- **Implantatgetragener Zahnersatz** Die folgenden kombiniert-herausnehmbaren Zahnersatzlösungen haben gemeinsam, dass die Prothese durch im Kiefer eingewachsene Implantate befestigt und gestützt wird. Der Unterschied liegt im Aufbau durch verschiedene Befestigungselemente.
- **Stegprothese:** Eine bewährte Kombilösung auf einem implantatgetragenen Steg, wenn keine eigenen Zähne mehr vorhanden sind oder die noch bestehenden Zähne nicht erhaltenswürdig sind.
- **Kugelkopfprothese:** Auch diese Form der Prothese stellt eine Kombination aus einem festsitzenden und einem herausnehmbaren Zahnersatz dar. Auf ein Implantat oder eine Wurzelstiftkappe wird ein Kugelkopfanker als Verbundelement positioniert. Der Kugelkopfanker passt exakt in die herausnehmbare Prothese. Bei einer Kugelkopfprothese können Mini-Implantate eingesetzt werden, die deutlich günstiger sind als andere Möglichkeiten einer Implantatversorgung.
- **Locatorprothese:** Es werden sogenannte Locatoren für den Aufbau des Implantats verwendet, die aus einem flachen Oberteil bestehen, das exakt in das Gegenstück der Prothese passt. Sie sind wie Kugelkopfprothesen leicht zu pflegen und ermöglichen eine einfache Mundhygiene und ebenfalls eine kostengünstigere Variante eines Zahnersatzes. Für die Auswahl des optimalen Zahnersatzes gibt es keine pauschale Faustregel. Jede prothetische Lösung hat Vor- und Nachteile und ist vom individuellen Fall des Patienten abhängig. Generell lässt sich sagen, dass Zahnimplantate als bewährte Form des Zahnersatzes gelten. Dennoch ist es wichtig, die Situation des Patienten im Einzelfall richtig zu beurteilen.

52 Muss jeder Zahn, der fehlt, ersetzt werden?

In der Regel schon. Jedoch ist damit gemeint: Jeder Zahn, der eine Zahnlücke hinterlässt. Wird ein endständiger Zahn entfernt, entsteht keine Zahnlücke. Dann kommt es auf die Gegenbezahnung an. Könnte ein Gegenzahn hinunter- beziehungsweise hinaufwandern, weil der Zahn fehlt und der Gegenzahn keine Abstützung mehr hat? Wenn diese Frage mit einem Ja beantwortet wird, dann ist es sinnvoll bis notwendig, den verloren gegangenen Zahn zu ersetzen. Wird die Frage mit einem Nein beantwortet, benötigt man keinen Ersatz. Es gibt viele Gründe, warum eine Zahnlücke behandelt werden muss:

- Ästhetik – mit einer Zahnlücke fühlt man sich gehemmt, traut sich nicht mehr unbeschwert zu lachen.
- Sprachstörungen können besonders in der Frontregion entstehen. Wenn Zähne fehlen, fangen viele Menschen an zu lispeln.
- Es entstehen zunächst kleine Zahnfehlstellungen, die allmählich und unmerklich zu einer Kieferfehlstellung führen.
- Reduktion der Kauleistung und dadurch bedingte Verdauungsstörungen
- Knochenverlust, denn Knochen, der nicht benutzt wird, wird abgebaut.
- Wenn Zähne fehlen und die Kauleiste nicht vollständig ist, bedeutet dies, dass einzelne Zähne mehr Kaudruck aufnehmen müssen. Dies kann zu Überbelastung und Schmerzen führen.
- Zähne kippen in die Zahnlücke hinein, drehen sich und wandern. Der Grund dahinter ist: Ein Zahn sucht immer einen Kontakt, um den Kaudruck zu teilen.

53 Welcher Zahnersatz kommt für mich infrage?

Für kleine Lücken, bei denen die angrenzenden Nachbarzähne stabil sind, stellt ein Implantat oder eine feste Brücke immer eine Lösung dar. Fehlen mehr als vier Zähne, sind die Zahnpfeiler zu schwach für eine feste Brücke, sodass ein herausnehmbarer Zahnersatz eingesetzt werden muss. Fehlen die hintersten Zähne, kann ebenfalls keine fest eingeklebte Brücke verwendet werden. Es sollte immer gründlich zwischen einem Implantat und einer Brücke abgewogen werden. Dies kann nur nach einer ausreichenden Diagnostik nach klinischem und röntgenlogischem Befund und in einem individuellen Gespräch erfolgen. Grundsätzlich ist es immer besser, jeden Zahn einzeln zu versorgen und keine Zähne miteinander zu verbinden, wie dies bei einer Brücke der Fall wäre.

54 Was ist eine Zahnkrone und wann brauche ich eine?

Die Zahnkrone stellt eine beliebte und effektive Lösung dar, um einen verletzten oder fehlenden Zahn zu ersetzen. Meist ist die natürliche Krone des Zahns durch Karies oder Unfall so weit zerstört, dass sie nicht mehr durch eine einfache Zahnfüllung oder ein Inlay versorgt werden kann. Die wichtigste Voraussetzung für das Einsetzen von Zahnkronen ist das Vorhandensein einer Zahnwurzel. Diese Zahnwurzel kann vom Originalzahn stammen oder als künstliche Zahnwurzel (dann sprechen wir vom Implantat) implementiert werden. Eine Krone wird in der Regel auf den verbleibenden Teil des geschädigten Zahns angebracht. Metallkronen und Verblendkronen werden zumeist mit einem medizinischen Zement befestigt. Bei Keramikkronen wird dagegen ein Kunststoffkleber verwendet. Dieser hat den Vorteil, dass ein geschädigter Zahn in sich stabilisiert wird, wohingegen eine Zementierung Druck auf den Zahn ausüben kann. Ist ein Zahn stark zerstört oder abgebrochen, kann es erforderlich werden, vor der Krone noch einen Stift in der Wurzel zu befestigen. Schließlich benötigt die Krone ausreichend Halt. Der Stift selbst besteht meist aus Metall oder Glasfaser und wird dann mit einem speziellen Kunststoff befestigt.

Eine Krone wird als Zahnersatz bezeichnet. Sie ergänzt die fehlenden Teile des noch vorhandenen Zahns und bildet weitgehend die ursprüngliche Form des Zahns nach. Ist es nicht notwendig, die gesamte Zahnkrone zu ersetzen, spricht der Zahnarzt von einer Teilkrone. Dabei werden genau die Anteile des Zahns ersetzt, die nicht mehr vorhanden oder krank sind.

Manchmal wird die Versorgung mit einer künstlichen Krone auch empfohlen, wenn eine Fehlstellung der Zähne korrigiert werden muss oder dem Zahn die Stützzone fehlt. Weiterhin kann eine Krone sinnvoll werden, wenn Zähne stark verfärbt sind.

Miteinander verblockte Kronen können gelockerte Zähne schienen. Material, Aussehen und Verankerung einer Krone können variieren. Der Zahnersatz kann auf verschiedene Weise realisiert werden:

- Vollgusskrone, auch Metall- oder Goldkrone genannt
- Verblendkrone: Hierbeiwird die Krone mit einer zahnfarbenen Schicht überdeckt.
- Vollkeramikkrone: Die gesamte Krone wird aus einer keramischen Masse hergestellt. Sie enthält kein Metall.
- Stiftkrone: Die Krone ist im Zahn verankert.

Mythos

»BULIMIE SCHADET DEN ZÄHNEN« – STIMMT DAS?

Das ist leider richtig. Die Magensäure schadet den Zähnen sehr. Durch das häufige Erbrechen werden die inneren Flächen der Zähne und die Kauflächen stark zerstört. Mit der Zeit befindet sich dort kein Schmelz mehr. Die Zähne schauen nicht nur unschön aus, sie sind auch empfindlich. Meistens müssen solche Zähne komplett überkront werden.

Haltbarkeit einer Zahnkrone

Die Frage nach der Haltbarkeit lässt sich nicht so beantworten, wie du es dir vermutlich wünschen würdest. Die Haltbarkeit einer Krone ist höchst individuell. Es gibt eine gesetzlich geregelte Gewähr von zwei Jahren. Das bedeutet: Mindestens zwei Jahre sollte die Krone halten. Wenn innerhalb dieser Zeit die Krone kaputtgeht oder der Zahn Probleme macht, übernimmt der Zahnarzt die Kosten. Jedoch möchten weder

der Zahnarzt noch der Patient, dass eine Krone lediglich zwei Jahre hält. Es gibt sehr viele Kronen, die 20 bis 40 Jahre halten, aber andererseits auch Fälle, bei denen bereits nach drei, fünf oder sieben Jahren ein größeres Problem entsteht. Mit Problem meine ich: Es entsteht eine neue Karies, der Zahnnerv entzündet sich oder die Keramik zerbricht. Meist beginnt das Problem an der Wurzel, am Kronenrand oder am Nerv. Eine Zahnkrone ist permanent dem Mundmilieu ausgesetzt. Ist dieses ständig sauer, wird eine Karies begünstigt. Eine neue Karies entsteht dort, wo der Zahn angreifbar ist. Wenn der Betreffende stark mit den Zähnen presst und knirscht, kann die Keramik abplatzen.

Karies unter der Krone

Viele Menschen glauben, ein überkronter Zahn ist für immer geschützt und kann keine Karies mehr bekommen. Leider stimmt das nicht. Dieser Zahn – wie jeder andere auch – ist dem ständigen Säureangriff ausgesetzt. An der Stelle, wo die Krone aufhört – am Kronenrand –, also dort, wo der Zahn wieder beginnt, kann sich eine neue Karies entwickeln. Meist liegt genau diese Stelle am Zahnfleisch, einer ungünstigen Stelle, die häufig nicht gut gereinigt wird. Es ist dann eine Frage der Zeit, wann die Krone undicht wird und Bakterien daruntergelangen. Dies ist nicht sofort erkennbar. Die angegriffene Zahnsubstanz wird von der Krone bedeckt. Erst wenn der Defekt unter der Krone größer ist, kann er von einer Zahnärztin diagnostiziert werden.

Faktoren für die Haltbarkeit

1. Zustand der Restzahnsubstanz: Je mehr gesunde Zahnsubstanz vorhanden ist, desto länger hält die Krone.
2. Stabilität des Zahns: Ein Zahn, der bereits gelockert ist, sollte nicht mehr überkront werden oder zumindest sollte dies sehr gründlich diskutiert werden.
3. Wurzel: Optimalerweise ist der Zahn vital und die Wurzel vollkommen intakt. Jedoch können auch wurzelbehandelte Zähne überkront werden, wenn die Wurzelfüllung vollkommen intakt ist und sich im Kieferknochen keine Entzündungszeichen befinden.

4. Zustand des Kieferknochens sowohl an der Wurzelspitze als auch in der Zahnfleischtasche.
5. Mundflora
6. Mundhygiene
7. Belastung der Krone: Bei Menschen, die stark mit den Zähnen pressen und knirschen, halten auch die Kronen nicht so lange wie bei anderen. Es kommt schneller zum Abplatzen von Keramik und zu Kronenbrüchen.
8. Sorgfältigkeit des Zahntechnikers und der Zahnärztin

55 Warum kann ich meinen frisch überkronten Zahn nicht belasten?

Dies ist ein wirklich heikles Thema. Was für den Zahnarzt völlig logisch ist, versteht der Patient noch lange nicht: Vor der Zahnbehandlung gab es keine Zahnschmerzen, danach aber schon. Warum? Nun, jeder Eingriff am Zahn, damit meine ich wirklich jedes Bohren, ist ein Trauma für den Zahnnerv. Je mehr und je länger gebohrt, gepustet und getrocknet wird, umso mehr wird der Zahn traumatisiert. Seine Reaktion darauf: Temperaturempfindlichkeiten, Schmerzen bei süßen oder sauren Speisen und bei Belastung.

Auch nach dem Einsetzen einer Krone (oder Brücke) kann es daher zu vorübergehendem Schmerzempfinden kommen. In der Regel verschwindet dieser Schmerz nach einigen Tagen von selbst. In manchem Fällen kann es jedoch einige Wochen bis sogar sechs Monate dauern.

Gründe für Schmerzen nach dem Einsetzen einer Krone

- Die Krone fügt sich nicht in die Kauebene; sie ist etwas zu hoch. Dies geschieht, wenn der Patient beim Anpassen der Krone in der Praxis anders oder nicht fest genug zugebissen hat. Ich erlebe es immer wieder, dass Patienten beim Zubeißen in der Praxis zu vorsichtig sind. In dem Fall kann der Zahnarzt nicht erkennen, dass die Krone zu hoch ist. In diesem Fall ist der entsprechende Zahn überbelastet und tut weh. In so einer Situation entsteht übermäßig starker Druck, weil nur die Krone allein und nicht alle umliegenden Zähne die Kauleistung übernehmen und abfangen. Dieses Problem kann durch kleine Einschleifmaßnahmen schnell behoben werden.

- Der Biss stimmt nicht. Es ist durchaus möglich, dass eine neue Krone sehr gut in die vorhandene Kauebene passt, jedoch trotzdem eine Störung darstellt. Dies ist dann der Fall, wenn der Biss als solcher nicht korrekt ist. Ganz besonders bei Keramikkronen kann es vorkommen, dass Menschen die neue Krone zunächst nicht tolerieren, obwohl sie ganz genau in die Kauebene passt. Der Grund ist die Härte. Eine Keramikkrone ist viel härter als der Zahnschmelz. Sie kann daher durch Knirschen nicht eingeschliffen werden. Was früher über die Goldkronen gesagt worden ist, funktioniert bei Keramik nicht. Von allein schleift sich nichts zurecht.
- Selbstverständlich ist es auch denkbar, dass eine Krone nicht fachmännisch oder einfach nicht gut genug hergestellt oder eingesetzt worden ist. Wenn das Klebematerial nicht die korrekte Konsistenz hatte oder nicht sorgfältig genug vorbereitet wurde, kann es sein, dass die Krone etwas locker oder gar etwas zu stramm sitzt. Sehr häufig ist es aber nicht die unsaubere Arbeit des Zahnarztes, sondern die anatomischen Gegebenheiten haben es einfach nicht zugelassen, eine absolute Trockenlegung herzustellen. Manchmal ist der Mundraum besonders eng, Zunge und Wangen drücken und der Speichel fließt. Unter solchen Umständen ist es unmöglich, eine Krone lege artis (also nach Vorschrift) einzusetzen.
- Ein weiterer Grund für Zahnschmerzen nach dem Einsetzen einer Krone kann eine Entzündung des Zahnnervs unter der Krone sein. Es gibt Statistiken, die besagen, dass 50 Prozent aller überkronten Zähne in den Folgejahren eine Wurzelbehandlung benötigen. Dies ist im Übrigen auch der Grund dafür, warum Zahnärzte in manchen Ländern (zum Beispiel in Polen und Russland)

einen Zahn immer mit einer Wurzelbehandlung versehen, bevor sie ihn überkronen.

- Es gibt auch Fälle, in denen die Schmerzempfindlichkeit Folge einer Reaktion auf den Kleber ist, mit dem die Krone eingesetzt wurde. Wenn sich der betreffende Zahn nicht beruhigt, muss die Krone samt Kleber (Kunststoff) ausgetauscht werden.

56 Was ist ein Zahnimplantat, welche Arten gibt es und was muss ich bei der Materialauswahl beachten?

Ein Zahnimplantat ist eine künstliche Wurzel – aus Titan oder Keramik –, die im Knochen verankert wird. Ziel ist die Versorgung des Implantats mit einer künstlichen Zahnkrone, die Verwendung als Brückenanker oder zur Befestigung einer Prothese.

Für das Einbringen eines Implantats wird ein Loch in den Kieferknochen gebohrt. In dieses wird dann die Implantatschraube gedreht. Die umliegenden Knochenzellen umwachsen die Schraube vollständig innerhalb von zwei bis vier Monaten. Dann kann diese belastet werden. Das bedeutet: Erst dann kann auf dem Implantat gekaut werden. Zuvor muss jedoch das Implantat mit einem Aufbau versorgt werden.

Zahnimplantate haben eine sehr gute Prognose und sind daher beliebt: Nach zehn Jahren sind 97 Prozent der Implantate intakt! Dies ist eine richtig gute Zahl! Zum Vergleich: Bei Brücken liegt die Erfolgsquote nach zehn Jahren bei 80 Prozent und bei wurzelbehandelten Zähnen nur bei 50 Prozent.

Ein Zahnimplantat, welches gut im Knochen verankert ist, kann sogar ein Leben lang halten – damit sind 30 Jahre und länger gemeint. Selbstverständlich spielen bei der Haltbarkeit viele Faktoren eine Rolle. Manche davon können sich auch im Laufe der Jahre ändern, wie zum Beispiel Allgemeingesundheit, Knochenqualität und Mundpflege. Im Unterkiefer sitzen die Implantate in der Regel stabiler, da der Knochen dort fester ist.

Zahnimplantate sind in unterschiedlichen Durchmessern und Längen verfügbar. Der Implantologe hat die Aufgabe, das passende und optimale Implantat für den jeweiligen Zweck herauszusuchen. Es gibt viele verschiedene Anbieter von Implantaten. Deswegen hat kein Implantologe alle Systeme und keine Zahnärztin die dazugehörigen Werkzeuge, um Aufbausysteme auszuwechseln. In der Regel wird nach einer Implantation ein Implantatausweis ausgestellt, in dem vermerkt ist, welches System verwendet wurde. Bitte bewahre diesen Ausweis gut auf, denn nur so kann dir auch in einer anderen Praxis zügig geholfen werden. Auf einer Röntgenaufnahme sieht die Zahnärztin nicht, um welches System es sich handelt. Neben den unterschiedlichsten Systemen gibt es auch die Einteilung in einteilige und zweiteilige Implantate. Bei vielen Keramikimplantaten handelt es sich um einteilige Implantate. Es gibt jedoch ebenso wie bei Titanimplantaten beide Varianten. Der Unterschied ist folgender: Das einteilige Implantat besteht aus einem Stück, was bedeutet: Schraube und Aufbau sind untrennbar. Bei den zweiteiligen Implantaten ist der zweite Teil, welcher sich nicht im Knochen befindet und später den Zahnersatz trägt, in den »Dübel« eingeschraubt und somit auswechselbar. Bei den meisten Keramikimplantaten ist die innere Schraube doch aus Titan. Sie sitzt aber im System und hat keinerlei Kontakt mit dem Knochen oder Gewebe. Möchtest du auch dies nicht, ist ein einteiliges Keramikimplantat die Wahl. Wie bei allem gibt es auch hier Vor- und Nachteile. Das einteilige Keramikimplantat-System hat folgende Vorteile:

- Du hast wirklich nur ein Material im Mund.
- Nach der Einheilung muss das Implantat nicht erneut freigelegt werden, da es offen einheilt – also gar nicht vollständig vom Zahnfleisch abgedeckt ist.

Nachteile eines einteiligen Keramikimplantat-Systems:

- Nach der Implantation spürst du einen Dübel im Mund, da dieser nicht vom Zahnfleisch abgedeckt ist. Dies kann am Anfang irritieren. Die Zunge gewöhnt sich jedoch in der Regel schnell daran. Möglicherweise kann gleich ein Provisorium hergestellt werden.

Dieses darf jedoch noch nicht belastet werden. Du musst also sehr vorsichtig sein.

- Bei einer sogenannten offenen Einheilung kann es schneller zu Infektionen kommen.
- Manche Situationen können aus statischen Gründen mit einteiligen Implantatsystemen nicht gelöst werden. Es bedarf eines abgewinkelten Aufbaus. Das einteilige Implantat kann jedoch im Mund nur sehr begrenzt geschliffen werden.

In den letzten Jahren sind die Keramikimplantate (Zirkonimplantate) vermehrt auf den Markt gekommen, da es immer mehr Menschen gibt, die kein Metall im Mund tolerieren. Keramik ist das gewebefreundlichste Material und, wenn es möglich ist, Metallen vorzuziehen. Mittlerweile gibt es nur noch wenige Fälle, bei denen Titanimplantate den Keramikimplantaten gegenüber im Vorteil sind. Es handelt sich stets um komplexe Fälle, die statisch nicht einfach zu lösen sind.

Fakt ist: Obwohl das Titan ein in der Medizin vielfach verwendetes Material ist, hat es Nachteile. Es kommt zur Abgabe von Metallionen ins benachbarte Gewebe. Dies ist messbar. Es gibt sensible und hochbelastete Patienten, die dies nicht mehr tolerieren und mit Empfindlichkeiten reagieren.

57 Was geschieht bei einer Zahnimplantation?

Eine Zahnimplantation ist heute ein Routineeingriff. Dennoch bedarf es einer speziellen Vorbereitung. Schließlich wird eine künstliche Wurzel aus Titan oder Keramik in den Kieferknochen eingebracht. Diese soll gut einwachsen und die Grundlage für einen neuen Zahn bilden.

Eine Zahnimplantation wird in der Regel ambulant und unter örtlicher Betäubung durchgeführt. Es ist möglich, den Eingriff unter Sedierung (medikamentöse Beruhigung) oder auch unter Narkose durchzuführen. In den allermeisten Fällen genügt die örtliche Betäubung vollkommen, nur bei sehr großen Knochenaufbauten mit externen Knochenentnahmen ist eine Vollnarkose notwendig.

Das Inserieren (Einsetzen) eines Zahnimplantats in den Kieferknochen geschieht immer nach einem Protokoll und mit genormten Bohrern und Werkzeugen. Somit ist gesichert, dass am Ende alles passgenau sitzt:

- Nach der Betäubung wird das Zahnfleisch entweder durchbohrt oder nach einem Schnitt ganz vom Knochen abgehoben und zur Seite geklappt.
- Es werden verschiedene Bohrungen mit verschiedenen, aufeinander abgestimmten Bohrern durchgeführt.
- Nun wird das Implantat – also der »Dübel« bei zweiteiligen Implantaten oder die »Schraube« bei einteiligen Implantaten – in den Knochen geschraubt.
- Am Ende wird das Zahnfleisch wieder verschlossen und eine Röntgenaufnahme zur Kontrolle angefertigt. Der Patient kann das Zahnimplantat mit der Zunge nicht spüren, da es sich im Knochen befindet.

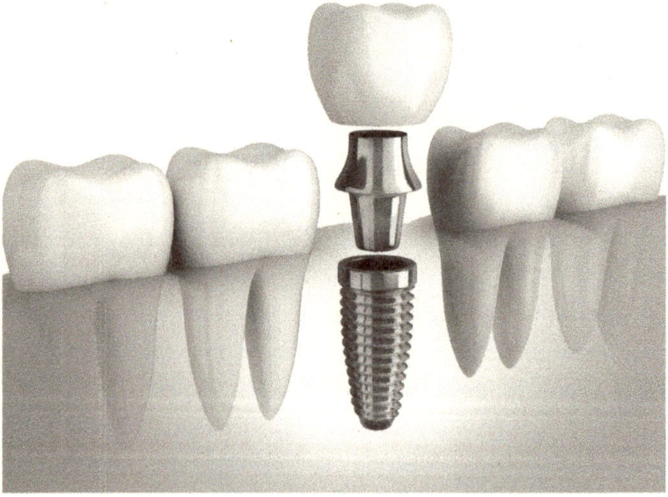

Bei einer Zahnimplantation wird eine künstliche Wurzel in den Kieferknochen gepflanzt.

Wenn die Nähte nach etwa zehn Tagen entfernt wurden und die äußere Wunde verheilt, das Zahnfleisch also ganz zugewachsen ist (dies geschieht nach etwa drei Wochen), merkt der Patient gar nicht, dass er ein Implantat erhalten hat.

Nun beginnt die Einheilphase des Zahnimplantats. Je besser der Organismus für die Implantation vorbereitet war, desto problemloser geschieht die Einheilung. In der Regel spürt man während der Einheilung nichts.

58 Was sind die Vor- und Nachteile eines Zahnimplantats?

Zahnimplantate sind aus der Zahnmedizin nicht mehr wegzudenken. Sie haben zahlreiche Vorteile:

- Zahnimplantate haben die höchste Erfolgsquote in der Medizin überhaupt. Sie halten länger als eine Brücke.
- Mit einem Zahnimplantat können wir wie mit dem eigenen Zahn kauen.
- Das mit einer Krone versorgte Implantat fühlt sich wie der eigene Zahn an.
- Um eine Lücke zu schließen, müssen keine Nachbarzähne beschliffen werden.
- Zahnimplantate werden wie eigene Zähne gereinigt.
- Die Hygiene ist einfacher als bei einer Brücke und die Gefahr von Mundgeruch daher geringer.
- Zahnimplantate dienen dem Knochenerhalt, denn ein belasteter Knochen bleibt erhalten.
- Versorgte Zahnimplantate sind von eigenen Zähnen nicht zu unterscheiden. Nur deine Zahnärztin oder dein Zahnarzt erkennt, dass es sich um ein Zahnimplantat handelt

Trotz der vielen positiven Aspekte haben Implantate auch Nachteile:

- Die Implantation ist ein operativer Eingriff. In bestimmten Fällen ist dies nicht angebracht.
- Wenn das Knochenangebot nicht ausreicht, kann ein Knochenaufbau in bestimmten Fällen zu aufwendig sein.
- Im Vergleich zur Lückenversorgung mit einer Brücke dauert es wesentlich länger, bis eine Zahnlücke geschlossen ist.
- Auch bei bester Planung verbleibt ein Restrisiko, welches bei etwa drei Prozent liegt, dass ein Implantat nicht einheilt.
- Die Gesamtkosten sind in der Regel höher als bei einer Brückenversorgung.

59 Wann ist eine Zahnimplantation nicht möglich?

So schön und praktisch Implantate auch sind, gibt es doch Fälle, bei denen eine Implantation nicht möglich oder nicht ratsam ist. Abgesehen davon, dass der Patient natürlich seine Einwilligung geben sollte, auch wirklich ein Implantat erhalten möchte und die Kosten tragen kann, gibt es gesundheitliche Gründe, die dagegen sprechen können. Bei folgenden Allgemeinerkrankungen ist eine Zahnimplantation nicht angeraten:

- schwere, nicht ausgeheilte Parodontitis (Parodontose): Hier ist eine Vorbehandlung nötig.
- Immunkrankheiten
- Behandlung mit Bisphosphonaten – auch wenn diese schon Jahre zurückliegt
- während oder kurz nach einer Chemotherapie
- Kieferknochen nach Bestrahlungen
- Knochenmarkserkrankungen
- schwere, nicht eingestellte Diabeteserkrankung
- Störungen der Wundheilung
- Störung der Blutgerinnung
- schwere Herz-Kreislauf-Erkrankungen

Bei starken Rauchern und Suchtkranken ist eine Implantation nur nach gründlicher Abwägung des Zahnarztes und des Patienten zu empfehlen.

60 Welche Komplikationen können bei einer Implantation entstehen?

Nicht immer läuft alles nach Plan. Nach gründlicher Diagnostik und sorgfältiger Implantation jedoch sind die Komplikationen sehr überschaubar. Dennoch: Ein Restrisiko bleibt. Du solltest aber wissen, dass die Komplikationen sehr selten vorkommen – vorausgesetzt, die Planung und Behandlung wurden sorgfältig durchgeführt. In der Regel bekommt der Behandler eine Komplikation schnell in den Griff.

Ich denke, dass einige der »Komplikationen« von dir gar nicht als solche eingestuft würden, da du ohnehin davon ausgehst, dass die Region am Folgetag etwas geschwollen ist und du eine Schmerztablette benötigst. Der Vollständigkeit halber habe ich dies jedoch mit aufgelistet. Nach dem Eingriff kann es zu folgenden Komplikationen kommen:

- Schmerzen
- Schwellung
- Nachblutung
- Beschädigung der Nachbarzähne
- Beschädigung der Kieferhöhle
- Nervschädigung
- Entzündungen
- Implantatverlust durch Entzündung, Nichteinheilen
- Bruch des Implantats

61 Wie kann ich mich am besten auf ein Zahnimplantat vorbereiten?

Ich freue mich immer sehr, wenn mir ein Patient diese Frage stellt. Denn man kann tatsächlich einiges für ein gutes Einwachsen des Zahnimplantats tun.

- Habe etwas Geduld. Nachdem ein Zahn gezogen worden ist, sollte der Knochen ausreichend Zeit erhalten, um gut zu verheilen und zu mineralisieren. Das sind in der Regel zwischen drei und sechs Monate.
- Achte auf eine vollwertige Ernährung. Versuche auf Zucker und Kohlenhydrate möglichst zu verzichten.
- Stärke dein Immunsystem und fülle deine Vitalstoffe auf.
- Nimm etwa vier Wochen vor der Implantation regelmäßig Vitamin C und Zink zu dir. Dies benötigt der Körper für eine gute Wundheilung.
- Gewöhne dir eine sehr gute Zahn- und Mundpflege an. Verwende unbedingt Zahnseide und Zwischenraumbürstchen.
- Verzichte auf desinfizierende Mundwässer. Diese zerstören deine Mundflora. Die Wundheilung wird dadurch verzögert.
- Wenn du unter einer Parodontitis leidest, sollte diese im Vorfeld behandelt werden.
- Lasse einige Tage bis eine Woche vor der Implantation eine professionelle Zahnreinigung durchführen.
- Höre auf zu rauchen!
- Nimm dir am Tag der Implantation und auch am Folgetag frei. Stress belastet die Wundheilung.
- Gehe positiv an die Implantation heran. Dein Zahnarzt gibt sein Bestes. Glaube daran, dass dein Körper einen guten Job macht und das Implantat gut einheilen wird.
- Bereite dir für die Tage nach der Implantation weiche Kost vor, verzichte auf Nüsse und Joghurt.

62 Am selben Tag können sowohl Zähne entfernt als auch Implantate gesetzt werden – stimmt das?

Ja, in manchen Fällen funktioniert das. Zahnärzte bezeichnen diese Methode als »Fast & fixed« oder »All on four«. Es handelt sich um Fälle, bei denen in einer Sitzung mehrere Zähne entfernt und direkt im Anschluss implantiert werden und sogar auch noch der Kiefer mit einer festsitzenden Brücke versorgt werden kann. Auch ich wende dieses Verfahren mit großem Erfolg und einer noch größeren Freude an. Denn: Jedes Mal ist der Betreffende überaus glücklich, wieder feste Zähne zu haben. Dann gibt es aber auch Fälle, in denen eine Sofortimplantation möglich, jedoch nicht ratsam ist. Zum Beispiel ist es nicht vorhersagbar, wie sich das Zahnfleisch entwickelt. Aus diesem Grund empfehle ich die Sofortimplantation im Frontzahnbereich nicht, denn dort ist eine möglichst perfekte Ästhetik erwünscht.

Weiterhin ist es wichtig, dass ein Implantat in Ruhe und ohne Belastung einheilen kann. Dies ist im Seitenzahnbereich oft schwierig. Es gibt jedoch Fälle, in denen es gewährleistet werden kann. Dann kann auch direkt nach der Zahnentfernung implantiert werden. In Fällen, bei denen ein Zahn aufgrund einer Kieferentzündung entfernt werden muss, ist es nicht ratsam, in den entzündeten Kieferbereich direkt zu implantieren. Hier sollte die Ausheilung des Knochens abgewartet werden.

Die »Fast & fixed«-Methode

Für diese Methode ist ein zahnloser Kiefer nötig. Wenn noch Zähne vorhanden sind, dann müssen diese vorher entfernt werden. Nach altem Vorgehen würden Patienten nach der Zahnentfernung eine Kunststoffprothese als Provisorium erhalten. Die zwar defekten, jedoch noch vorhandenen Zähne müssen alle raus, und eine Plastikprothese bedeckt die Wunden. Natürlich ist dies mit Schmerzen beim Essen verbunden und vielen Wochen weicher Kost. Die Gewöhnung an eine herausnehmbare Prothese ist nicht zu unterschätzen. Diesen Personen gleich von Anfang an einen festen Zahnersatz anbieten zu können, ist deswegen die bessere Alternative.

Wenn jemand bereits eine Teilprothese trägt, ist der Sprung zu einer Vollprothese nicht ganz so groß. Die Eingewöhnung verläuft viel schneller. Für Menschen, die einen herausnehmbaren Zahnersatz nicht oder nicht mehr akzeptieren wollen, bietet sich die »Fast & fixed«-Methode an.

Wenn am gleichen Tag eine feste Brücke eingesetzt werden soll, werden besonders lange Implantate in einem speziellen Winkel zueinander in den Kieferknochen inseriert. Auf diese Weise fungiert die anschließend verschraubte Brücke als Stabilisator. Auf diese Weise ist es möglich, gleich zu essen. Auch mit einer solchen Brücke sollte man sich mit harter Kost zurückhalten, jedoch haben die Patienten von Anfang an eine hohe Lebensqualität.

Ein weiterer Vorteil dieser Methode ist: Aufgrund der speziellen Winkel der Implantate zueinander entfällt oftmals ein Knochenaufbau. Was mit normalen Implantaten nicht möglich wäre, funktioniert hier. Ein Knochenaufbau ist für viele Menschen eine große Hürde, da sie Angst vor einer Knochenentnahme an anderer Stelle oder vor Fremdmaterial haben und natürlich die Kosten scheuen. Viele Menschen werden zudem von den langen Behandlungszeiten abgeschreckt, die eine herkömmliche Implantatbehandlung mit sich bringt.

Die Vorteile von »Fast & fixed« auf einen Blick

- In der Regel ist kein Knochenersatzmaterial notwendig. Die Implantate werden in den ortsständigen Knochen gesetzt.
- Es werden nur wenige Implantate pro Kiefer gesetzt, im Oberkiefer sechs, im Unterkiefer vier.
- Es ist eine sofortige festsitzende Versorgung möglich. Dafür werden zwei Implantate schräg gesetzt. Dadurch erhält man eine breite Basis.
- Es ist möglich, an einem Tag Restzähne zu entfernen und die Implantate plus Brücke einzusetzen.
- Es ist eine kostengünstige Variante, da wenige Implantate gesetzt werden und kein Knochen aufgebaut werden muss.
- In der Regel ist nur *ein* chirurgischer Eingriff erforderlich.

V

GANZHEITLICHE ZAHNMEDIZIN

63 Was ist ganzheitliche Zahnmedizin?

Ein ganzheitlicher Zahnarzt hat zusätzlich zu seinem Studium der Zahnmedizin diverse Ausbildungen genossen, die ihn dazu befähigen, Zusammenhänge im Körper nicht nur zu erkennen, sondern auch zu therapieren. Dabei sind die Ausbildungen durchaus unterschiedlich. Denn es gibt keinen Studien- oder Ausbildungszweig »Ganzheitliche Zahnmedizin«. Es sind Ausbildungen in der Traditionellen Chinesischen Medizin, der Homöopathie, der Funktionslehre, der Kinesiologie, der Ayurvedamedizin und der Orthomolerkularmedizin. Je nach Vorlieben und Interessen spezialisiert sich ein ganzheitlich orientierter Zahnmediziner noch weiter auf einen Bereich. In der Regel arbeiten solche Zahnärzte im Netzwerk mit verschiedenen anderen Fachrichtungen. Besonders häufig vertreten ist die Zusammenarbeit mit Orthopäden, HNO-Ärzten, Internisten, Osteopathen, Heilpraktikern und Physiotherapeuten. Dies ist auch notwendig, da in der Regel keine der Fachrichtungen komplexe Fälle allein therapieren kann.

In einer ganzheitlichen Zahnarztpraxis haben die Anamnese und das Erstgespräch einen sehr viel höheren Stellenwert als in einer Schulzahnarztpraxis. Der Zahnarzt interessiert sich nicht nur für die Zähne, sondern auch für die Allgemeingesundheit und erfragt Dinge wie: Leiden sie an chronischen Kopfschmerzen, Nackenverspannungen, Müdigkeit, Gelenk- und Muskelschmerzen? Weiterhin möchte er wissen, ob sein Patient Darmprobleme hat.

Da Zähne in vielfältiger Weise unsere Gesundheit stören können und die Symptome oftmals nicht am Ort der Ursache liegen, lauscht er gebannt den Ausführungen seines Patienten. Ebenso spielt die Psyche eine große Rolle für unsere Gesundheit. Auch darauf ist man in einer ganzheitlichen Praxis sensibilisiert.

Dementsprechend ist die Therapie in einer ganzheitlichen Zahnarztpraxis viel weitreichender als bei einem Schulzahnarzt. Neben der Reparaturzahnmedizin, bei der Löcher verschlossen, Karies behandelt, Zähne ersetzt und Zahnfleischtaschen bei der Parodontitis gereinigt werden, führt der ganzheitliche Zahnarzt weitere Maßnahmen entweder selbst aus oder weist diese an. Dies kann eine Materialtestung sein, eine homöopathische Begleittherapie zur Chirurgie oder eine weitreichende Kiefersanierung mit Beseitigung von Kieferbereichen, die erkrankt sind. Darüber hinaus sind die Ernährungsberatung und Beratung zur allgemeinen Lebensführung ein wichtiger Aspekt. Der Zahnarzt weist die Begleittherapie anderer Fachbereiche an und koordiniert diese. Ein ganzheitlicher Zahnarzt ist quasi der Gesundheitscoach seiner Patienten.

64 Wie kann ein Zahn meine körperliche und seelische Gesundheit beeinflussen?

Die Zahngesundheit wirkt sich auf den ganzen Körper aus. Dies geschieht auf unterschiedliche Weise:

- Bakterien können durch ein Loch im Zahn oder eine Zahnfleischtasche in die Blutbahn gelangen. Sie können sich in den Blutgefäßen, den Herzklappen, Organen, Gelenken und Muskeln festsetzen und dort für Unheil sorgen.
- Zahnmaterialien gelangen über feine Kanälchen im Zahnmark in die Blutbahn und können sich ebenso wie die Bakterien ablagern.
- Der Biss hat einen großen Einfluss auf die Körperstatik und kann diese erheblich stören.
- Die Zähne sind über die Meridiane mit Organen verbunden.

Meridiane – die Energiewege des Körpers

In der Traditionellen Chinesischen Medizin (TCM) und im Ayurveda wird beschrieben, dass unser Körper von verschiedenen Meridianen durchzogen wird. Meridiane sind Energiewege, die den Körper durchziehen. In der TCM wird diese Energie als Lebensenergie – Qi – bezeichnet.

Wir können diese Energiebahnen nicht sehen und nicht ertasten, dennoch sind sie da. Wenn wir ganz bewusst und still sind, Kontakt mit unserem Atem und unserer Intuition aufgenommen haben, können wir möglicherweise spüren, wenn der Energiefluss an einer Stelle gestört ist – ähnlich dem W-Lan um dich herum, das du weder sehen noch ertasten, aber vielleicht doch wahrnehmen kannst. Manche Ärzte und Therapeuten verwenden spezielle Messgeräte, um Akupunkturpunkte aufzuspüren. Diese Geräte können den Hautwiderstand feststellen – ein Beweis dafür, dass Energie messbar ist.

Insgesamt gibt es zwölf Hauptmeridiane. Sie sind nach den Organsystemen oder Funktionskreisen benannt. Diese Hauptmeridiane liegen direkt unter der Haut. Dadurch sind sie in verschiedenen Behandlungen leicht zugänglich. Entlang der Meridiane liegen auch die Akupunkturpunkte, durch die wir die Energie in einem Meridian beeinflussen können.

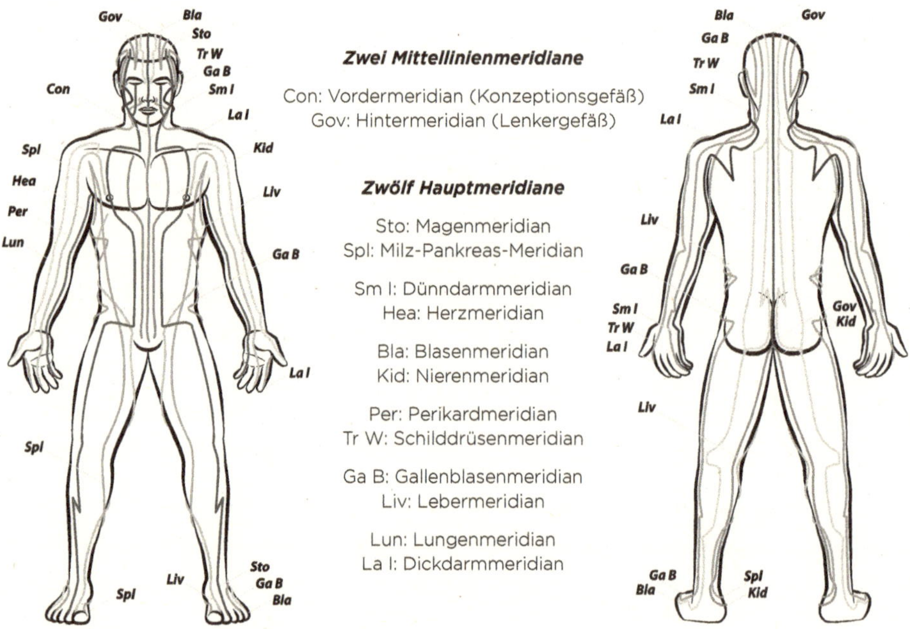

Die Meridiane durchlaufen den ganzen Körper.

Funktion der Meridiane

- Über die Meridiane fließt die Lebensenergie Qi durch den Körper. Diese versorgt alle Organe, die Sinnesorgane und das Gewebe mit Energie.
- Meridiane verbinden das Innere mit dem Äußeren.
- Durch die Meridiane werden Störungen und Probleme innerer Organe durch äußere Symptome aufgezeigt. Durch die Störung des Qi-Flusses werden Krankheiten aufgezeigt.
- Da zu jedem Meridian ein Hautareal gehört, können wir den Energiefluss durch Behandlung der entsprechenden Hautpartie verbessern. Wir nennen dies Akupunktur, Akupressur oder Meridianmassage.

Die Hauptfunktionskreise des Körpers

- Nieren-Blasen-Funktionskreis
- Leber-Gallen-Funktionskreis
- Magen-Milz/Pankreas-Funktionskreis
- Lunge-Dickdarm-Funktionskreis
- Herz-Dünndarm-Funktionskreis.

Jedem Funktionskreis ist ein Sinnesorgan, ein Bereich der Wirbelsäule, ein Hautareal und eine Zahngruppe zugeordnet. Innerhalb eines Funktionskreises stehen die Organe und Zähne miteinander in Wechselbeziehung.

Die Verbindung der Funktionskreise zu den Zähnen

- Nieren-Blasen-Funktionskreis -> Schneidezähne
- Leber-Gallen-Funktionskreis -> Eckzähne
- Magen-Milz/Pankreas-Funktionskreis -> 1. und 2. Molaren im Oberkiefer und Prämolaren im Unterkiefer
- Lunge-Dickdarm-Funktionskreis -> 1. und 2. Molaren im Unterkiefer und Prämolaren im Oberkiefer.
- Herz-Dünndarm-Funktionskreis -> Weisheitszähne

Zahn-Organ-Beziehungen (Oberkiefer)

Zahn/Zahngruppe	Organ	Gelenk	Sinnesorgan	Meridian
18 (rechter Weisheitszahn), 28 (linker Weisheitszahn)	▶ Herz ▶ Bauchspeicheldrüse ▶ Zwölffingerdarm	▶ Schulter ▶ Ellenbogen	▶ Zunge ▶ zentrales Nervensystem	Herz-Pankreas-Meridian
17/16 (Backenzähne rechts) 26/27 (Backenzähne links)	▶ Mundrachenraum ▶ Rachen ▶ Magen ▶ Bauchspeicheldrüse ▶ Schilddrüse	▶ Kiefergelenk ▶ 1. Lendenwirbel	▶ Mundraum ▶ Lippen	Pankreas-Magen-Meridian
15/14 (kleine Backenzähne rechts), 24/25 (kleine Backenzähne links)	▶ Bronchien ▶ Siebbeinzellen ▶ Nasennebenhöhlen ▶ Lunge ▶ Dickdarm	▶ Schulter ▶ Daumen ▶ großer Zeh	▶ Nase	Lunge-Dickdarm-Meridian
13 (Eckzahn rechts) und 23 (Eckzahn links)	▶ Ellenbogen	▶ Hüfte ▶ Knie	▶ Auge	Leber-Gallenblasen-Meridian
12/11 (Schneidezähne rechts), 21/22 (Schneidezähne links)	▶ Rachenmandeln ▶ Stirnhöhle ▶ Niere ▶ Blase	▶ Steißbein ▶ Lendenwirbel	▶ Ohr ▶ Innenohr	Nieren-Blasen-Meridian

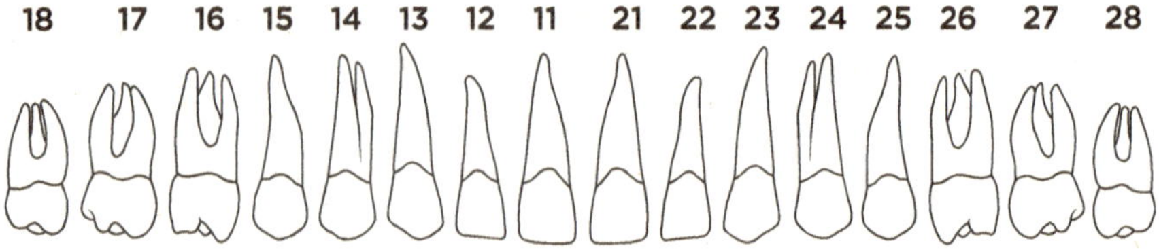

Zahn-Organ-Beziehungen (Unterkiefer)

Zahn/Zahn-gruppe	Organ	Gelenk	Sinnesorgan	Meridian
48 (rechter Weisheits-zahn), 38 (linker Weis-heitszahn)	▶ Dünndarm ▶ Mittelohr	▶ Schulter ▶ Ellenbogen	▶ Peripheres Nerven-system	Herz-Dünndarm-Meridian
47/46 (Backen-zähne rechts) 36/37 (Backen-zähne links)	▶ Dickdarm ▶ Bronchien ▶ Lunge ▶ Nasenne-benhöhlen ▶ Siebbein-zellen	▶ Halswirbel ▶ obere Brustwirbel ▶ Schulter	▶ Nase	Pankreas-Magen-Meridian
45/44 (kleine Backenzähne rechts), 34/35 (kleine Backenzähne links)	▶ Magen ▶ Milz ▶ Bauspei-cheldrüse ▶ Speiseröhre	▶ Kiefer-gelenk ▶ untere Brustwirbel ▶ Lenden-wirbel	▶ Lippen ▶ Mund	Lunge-Dickdarm-Meridian
43 (Eckzahn rechts) und 43 (Eckzahn links)	▶ Rachen-mandeln ▶ Keilbein-höhle	▶ Hüfte ▶ Knie	▶ Auge	Leber-Gallenblasen-Meridian
42/41 (Schnei-dezähne rechts), 31/32 (Schnei-dezähne links)	▶ Rachen-mandeln ▶ Stirnhöhle ▶ Niere ▶ Blase	▶ Steißbein ▶ Knie ▶ Fuß ▶ Lenden-wirbel	▶ Ohr ▶ Nase	Nieren-Blasen-Meridian

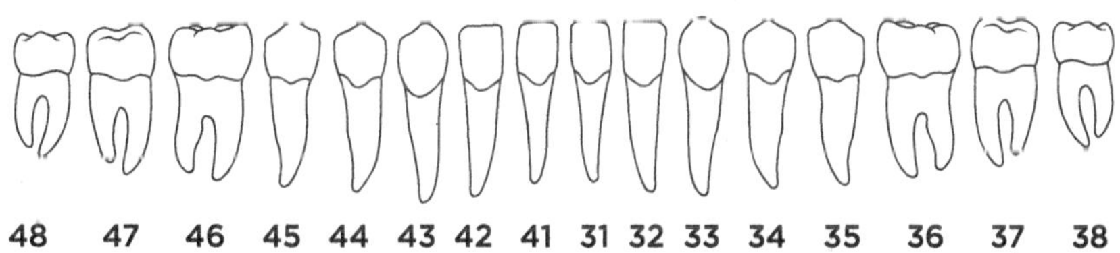

Zähne und Organe beeinflussen sich gegenseitig

Die Zähne stehen immerzu mit dem übrigen Körper im Austausch, sowohl auf energetischer als auch auf der Stoffebene. Ein Zahn kann für den dazugehörenden Funktionskreis ein Störfeld darstellen, indem er Giftstoffe oder Entzündungssignale aussendet, und die Ursache für Beschwerden sein – oder aber als Projektionsfläche für den entsprechenden Funktionskreis auffällig werden. Bei entsprechenden Verdachtsmomenten sollten weitergehende Untersuchungen durchgeführt werden.

Von Beschwerden betroffene Bereiche	Zugrunde liegende psychische Zustände	Zahn/Zahngruppe
▶ Blase ▶ Nieren/Nierensteine ▶ Menstruation ▶ Lendenwirbelsäule ▶ Steißbein	▶ Ängste ▶ Existenzängste	Zahn 12/22 (seitlicher oberer Schneidezahn; siehe Seite 118)
▶ Leber/Galle ▶ Auge ▶ Handgelenk ▶ Kniegelenk	▶ Wut ▶ Aggression ▶ Mangelnde Umsetzung der eigenen Ziele ▶ Frustration	Zahn 33 (linker unterer Eckzahn; siehe Seite 119)
▶ Leber/Galle ▶ Auge ▶ Hüfte ▶ Brustwirbelsäule	▶ Wut ▶ Aggression ▶ Mangelnde Umsetzung der eigenen Ziele ▶ Frustration	Zahn 43 (rechter unterer Eckzahn; siehe Seite 119)
▶ Dickdarm ▶ Lunge ▶ Schulter ▶ rechter Daumen ▶ rechte Großzehe	▶ Selbstwertgefühl ▶ Überlastung ▶ Trauer	Zahn 14 (erster kleiner Backenzahn oben rechts; siehe Seite 118)

▶ Magen ▶ Schilddrüse ▶ Bauspeicheldrüse ▶ Mund/Lippen ▶ Brustwirbel/ 1. Lendenwirbel	▶ Sorgen ▶ Lebensängste ▶ Lebensmitte/ Menopause	Zahn 16 (erster großer Backenzahn oben rechts; siehe Seite 118)
▶ Herz ▶ Dünndarm ▶ Steißbein ▶ Innenohr ▶ Brustwirbel ▶ Schultergelenk	▶ Lebensthemen ▶ Lebensfreude ▶ Resignation ▶ Schlaflosigkeit	Zahn 28 (Weisheitszahn oben links; siehe Seite 118

Das hat Bluthochdruck mit den Zähnen zu tun

Viele Menschen leiden unter Bluthochdruck. Die Symptome werden lange Zeit nicht wahrgenommen, da sie schleichend und unmerklich kommen. Mit den Zähnen hängt Bluthochdruck insofern zusammen, dass er unter anderem durch Entzündungen im Körper ausgelöst wird. Solche sogenannten »silent inflamations« (stille Entzündungen oder Entzündungsherde) sind Zahnherde, Kieferknochenentzündungen und die Parodontitis. Je schwerer eine Parodontitis ist, desto stärker der Einfluss auf den Bluthochdruck. Wissenschaftler haben sogar herausgefunden, dass eine schwere Parodontitis das Risiko für Bluthochdruck um bis zu 50 Prozent erhöht.

65 Wie wirkt sich Akupunktur auf die Zähne aus?

Die klassische chinesische Akupunktur wurde vor mehr als 2000 Jahren entwickelt. Sie ist eine zentrale Säule der Traditionellen Chinesischen Medizin (TCM). Die chinesische Medizin betrachtet den Menschen als Wesen, welches in einem engen Verhältnis mit seiner Umwelt, der Natur, dem Himmel und der Erde steht. Körperlich und geistig gesund kann nur sein, wer im Einklang mit den Gesetzmäßigkeiten der Natur und sich selbst ist. Disbalancen und Blockaden stören den Energiefluss und verursachen Beschwerden. In meiner Praxis wende ich die Akupunktur sehr gern und mit großem Erfolg bei chronischen Beschwerden an.

In der TCM wird die Energie, welche aus der Interaktion von Himmel (Yin) und Erde (Yang) resultiert, als die Lebensenergie Qi bezeichnet. Sie durchströmt den Körper in bestimmten Leitbahnen, die wir als Meridiane bezeichnen. An ihnen entlang liegen 365 Akupunkturpunkte. Durch das Einstechen von Akupunkturnadeln beeinflusst der Akupunkteur den Energiefluss des entsprechenden Meridians, um Blockaden aufzulösen. Der Qi-Fluss wird beschleunigt oder verlangsamt – je nach Bedarf und den zu behandelnden Beschwerden.

Das Ziel einer Akupunkturbehandlung ist die Beeinflussung des Qi. Daraus ergeben sich verschiedene Wirkmechanismen.

Hypothesen zu Wirksamkeit der Akupunktur

- Durch den stimulierenden Reiz der Nadeln werden im Gehirn vermehrt schmerzlindernde und stimmungsaufhellende Substanzen (Endorphine) ausgeschüttet. Diese Substanzen werden auch als »Glückshormone« bezeichnet.
- An der Einstichstelle setzen die Akupunkturnadeln Botenstoffe frei, reizen die Schmerznerven, verbessern die lokale Durchblutung und setzen weitere schmerzlindernde Substanzen (Opioide) frei.
- Man kann mit Akupunkturnadeln Reize in sogenannten Triggerpunkten setzen und so muskuläre und fasziale Verhärtungen lösen.
- Durch das Einstechen der Nadel am Akupunkturpunkt werden sogenannte Reflexbögen im Rückenmark aktiviert, die Schmerzen hemmen, die Muskulatur lockern und Organe (zum Beispiel den Magen) entspannen.
- Durch den Einstich wird ein System aktiviert, das sich »diffuse Schmerzhemmungskontrolle« nennt. Durch einen Schmerzreiz an einer Stelle nimmt die Schmerzempfindlichkeit an einer anderen Stelle des Körpers ab.
- Die Haut ist über ein immenses Netz von Nervenfasern mit dem Gehirn und den Organen verbunden. Durch den Reiz der Akupunkturnadel lassen sich so auch innere Organe und Körperregionen beeinflussen.

Heilung bei Störungen des Energieflusses

Nach dem Verständnis der TCM lassen sich durch das Setzen der Akupunkturnadeln Störungen im Energiefluss beheben: Blockaden werden so gelöst. Daraus ergeben sich verschiedene Wirkmechanismen, zum Beispiel:

- Schmerzlinderung
- Regulierung der Muskelspannung
- Wirkung auf das Immunsystem
- Einfluss auf Hormonkreisläufe
- abschwellende Wirkung
- Durchblutungsfördernde Wirkung
- Wirkung auf das vegetative Nervensystem
- ausgleichende Wirkung im psychischen Bereich

Hier wirkt die Akupunktur besonders gut

Grundsätzlich lässt sich die Akupunktur bei allen Beschwerden und Krankheiten einsetzen, besonders stark wirkt sie jedoch bei chronischen Beschwerden. Daher wird sie meistens in diesem Bereich eingesetzt. In der Notfallmedizin hat die Akupunktur bei uns keinen Platz, da die westliche Medizin in dem Bereich meist schneller und wirkungsvoller ist. Wobei: Auch mit einer gekonnt gesetzten Akupunkturnadel lässt sich ein Schmerz gut ausschalten. Bei diesen Beschwerden wird Akupunktur erfolgreich eingesetzt:

- chronische Kopfschmerzen
- chronische Rückenschmerzen
- chronische Gelenkschmerzen
- Tennisarm
- Menstruationsbeschwerden
- allergisches Asthma
- chronische Wirbelsäulenleiden
- Geburtsunterstützung
- Schlafstörungen
- Übelkeit und Erbrechen (setze ich gern in der Praxis ein)

Ablauf einer Akupunkturbehandlung

In der Regel findet die Behandlung im Liegen statt, denn auf diese Weise erreicht man die größtmögliche Entspannung. Der Arzt sucht zunächst durch Abtasten und Befragen der Schmerzpunkte die Akupunkturpunkte auf. Für die Akupunktur werden immer sterile Einmalnadeln aus Gold, Silber oder Stahl verwendet. Die Länge der Nadeln liegt zwischen zwei und zehn Zentimetern, die Dicke zwischen 0,2 und 0,4 Millimetern. Je nach Akupunkturpunkt werden verschiedene Nadeln unterschiedlich tief eingestochen. Dann werden die Nadeln für 20 bis 30 Minuten belassen und anschließend entfernt. Eine solche Sitzung wird in der Regel mehrfach im Abstand von einer Woche wiederholt.

Eine Sonderform der Akupunktur, die ich häufig in meiner Praxis anwende, ist die Ohrakupunktur: Sie basiert auf der Vorstellung, dass die verschiedenen Körperorgane ganz bestimmten Ohrregionen zugeordnet sind. Daher lässt sich über die Nadeln im Ohr der gesamte Körper beeinflussen. Sehr angenehm finde ich die Ohrakupunktur auch, wenn Dauernadeln verwendet werden. Auf diese Weise wirkt die Akupunktur über mehrere Tage.

Schmerzempfinden

Nach dem Einstich können unterschiedliche Empfindungen eintreten: Druck, Kribbeln, stechender kurzer Schmerz, Wärme. Manchmal breitet sich ein Kribbeln entlang des Meridians aus. In der Regel lassen diese Phänomene sehr schnell nach. Es wird davon ausgegangen, dass eine schmerzende Akupunkturnadel den Punkt besonders gut getroffen hat. Dennoch: Solltest du starke Schmerzen über mehrere Minuten verspüren, kannst du deinem Arzt sagen, dass diese Nadel wieder entfernt werden soll.

Nebenwirkungen

Die häufigsten »Nebenwirkungen« sind Rötungen an der Akupunkturstelle. Es kann auch zu einer kleinen Blutung kommen, manchmal zu einem Bluterguss. Während der Behandlung können leichte Kreislaufprobleme auftreten.

So schnell wirkt Akupunktur

Wie schnell die Behandlung wirkt, ist sehr unterschiedlich und hängt vom Verlauf und dem Schweregrad des Problems ab. Grundsätzlich beobachten wir, dass bei akuten Schmerzzuständen die Akupunktur häufig innerhalb weniger Minuten bis Stunden wirkt, wohingegen sich bei chronischen Beschwerdebildern der Behandlungserfolg erst nach der dritten oder fünften Sitzung einstellt.

66 Wie können Zähne Einfluss auf meine sportliche Leistung haben?

Wenn deine sportliche Leistungsfähigkeit trotz intensiven Trainings auf der Strecke bleibt, kann das an deinen Zähnen liegen. Sie haben einen weitaus größeren Einfluss auf unseren gesamten Körper, als viele annehmen. Wenn dir regelmäßig beim Ausdauertraining die Luft ausgeht oder beim Tennis der Rücken schmerzt oder du dir ständig neue Verletzungen zuziehst, kann das an deinen Zähnen liegen. Bei Formtiefs lassen Sportler Herz, Kreislauf und den Rücken beim Arzt durchchecken, Kiefer, Zähne und Zahnfleisch dagegen eher selten. Dies ist nicht klug und manchmal sogar fahrlässig, denn Leistungsabfall und Verletzungsanfälligkeit haben häufig zahnmedizinische Ursachen. Sie können auf drei Arten deine sportliche Leistung reduzieren und dich sogar ganz ausbremsen.

1. **Chronische Entzündungen im Mund schränken die Ausdauer ein.** Häufig liegt es schlicht und einfach an chronischen Entzündungen der Zähne, des Zahnfleisches oder Zahnherden im Kieferknochen, wenn Abwehrkräfte, Ausdauer und Leistungsfähigkeit zu wünschen übrig lassen. Schuld daran sind Bakterien, die sich vom Mund aus im gesamten Körper ausbreiten und das Immunsystem belasten. Diese Bakterien werden auch mit Schlaganfall, erhöhtem Thromboserisiko und Herzinfarkt in Verbindung gebracht.

2. **Kieferfunktionsstörungen beeinflussen ganze Muskelketten.** Kieferfunktionsstörungen und Zahnfehlstellungen können ganze Muskelketten beeinträchtigen und somit Auswirkungen auf den kompletten Bewegungsapparat haben. Neben schmerzhaften Haltungsschäden sind ein spürbarer Leistungsabfall und ein erhöhtes Verletzungsrisiko häufige Folgen. Insbesondere bei sportlichen Spitzenbelastungen ist das harmonische Zusammenspiel von Kopf- und Halsmuskulatur von wesentlicher Bedeutung. Viele wissen nicht, dass der Kiefer über Muskeln und Nerven mit der Wirbelsäule verbunden ist. Der Biss bestimmt die Kopfhaltung und die Kopfhaltung bestimmt die Körperhaltung. Schon der Verlust oder die Fehlstellung eines einzigen Zahns können weitreichende Folgen für die gesamte Körperstatik und viele Bewegungsabläufe haben.
3. **Zähneknirschen hat negative Auswirkungen auf die Ganzkörperstatik.** Viele Menschen knirschen und pressen mit den Zähnen, und zwar nicht nur nachts, sondern auch bei intensiven Trainingseinheiten. In Kombination mit Kieferfehlstellungen kann das fatale Auswirkungen auf die Ganzkörperstatik haben, über die sportliche Leistungsreduktion bis hin zur Leistungsunfähigkeit. Sehr häufige Beschwerden sind auch Nacken-, Kopf- und Rückenschmerzen sowie Migräne oder Schwindel.

67 Warum sollte ich vor größeren Operationen meinen Zahnarzt oder meine Zahnärztin aufsuchen?

Es handelt sich dabei um eine sehr wichtige Vorsichtsmaßnahme. In einer zahnärztlichen Untersuchung kann festgestellt werden, ob du eventuell »beherdete« Zähne hast. Diese Beherdung kann der Zahnarzt durch die Anfertigung von 2- oder noch besser von 3-D-Röntgenaufnahmen feststellen. Das Ziel ist: Die betroffenen Zähne sollten vor der OP vollständig behandelt werden. Wird ein Zahn vorher nicht behandelt, können die Bakterien des kranken Zahns während oder nach der OP zu einem Anheften von Keimen auf der Herzklappe und/oder dem betreffenden Gelenk führen und dadurch Entzündungen hervorrufen. Dies kann sogar lebensbedrohliche Situationen hervorrufen.

Auch nach Eingriffen wie dem Erhalt eines künstlichen Gelenkes oder Herz-OPs ist Vorsicht beim Zahnarzt geboten: Bei jedem zahnärztlichen Eingriff besteht die Gefahr, dass Keime in den Blutkreislauf gelangen. Dies kann zu einer Infektion führen, beispielsweise einer Endokarditis, die das Gewebe, welches die neue Herzklappe umgibt, befällt. Aus diesem Grund solltest du den Zahnarzt immer über solche Operationen informieren. Wenn du dir nicht sicher bist, ob deine OP erwähnt werden sollte, teile es einfach mit. Der Zahnarzt kann entscheiden, ob er eine Vorsichtsmaßnahme einleitet. Als Vorsichtsmaßnahme wird ein Antibiotikum verordnet. Dieses sollte vor und nach dem zahnärztlichen Eingriff eingenommen werden. Wenn bei dir eine mechanische oder eine biologische Herzklappe eingesetzt wurde und du daher seitdem einen Gerinnungshemmer einnehmen musst, solltest du auch dies unbedingt dem Zahnarzt mitteilen. Es kann sein, dass aufgrund der erhöhten Fließfähigkeit des Blutes kein chirurgischer Eingriff möglich ist. Der Zahnarzt bespricht dann individuell die notwendigen Maßnahmen.

68 Was ist ein Zahnherd und warum ist er so gefährlich?

Ein Zahnherd ist ein entzündeter Bereich im Kiefer, von dem aus Keime in die Blutbahn gelangen. Dies geschieht ganz still und leise, ohne dass wir es bemerken und meist völlig ohne lokale Schmerzen. Mediziner sprechen daher auch von einer sogenannten »silent inflamation«. Weil ein solches Herdgeschehen in der Regel ohne lokale Beschwerden voranschreitet, ist es wichtig, Auffälligkeiten im Körper zu beachten. Denn in Wirklichkeit verursachen Zahnherde sehr wohl Beschwerden – nur bringen wir sie häufig nicht mit den Zähnen in Verbindung.

So können alle chronischen Beschwerdebilder von der Hauterkrankung bis hin zu Gelenkschmerzen als Ursache einen oder mehrere Zahnherde haben. Kopf- und Gesichtsschmerzen, Migräne und Tinnitus können ebenso mit Störfeldern in Zusammenhang stehen wie auch chronische Rücken- und Muskelschmerzen. Des Weiteren können Rheuma, Herz-Kreislauf-Erkrankungen und Erkrankungen innerer Organe durch Zahnherde ausgelöst werden.

Auch wenn die Entzündung vor Ort keine große Belastung darstellt, kann sie doch für ganz erhebliche Beschwerden an anderen Stellen im Körper sorgen und das Immunsystem fortlaufend angreifen. Über die Nerven, die Blutbahnen und das Lymphsystem ist es möglich, dass die Giftstoffe auch zu weit entfernten Regionen im Körper gelangen. Einige Krankheitsbeispiele, die durch Zahnherde ausgelöst werden können, sind Konzentrationsschwierigkeiten, Antriebslosigkeit oder andauernde Müdigkeit sowie Allergien. Aber auch Erkrankungen im Bereich der Drüsen, Rheuma oder Schilddrüsenprobleme sind mögliche Folgen. Im schlimmsten Fall können diese Entzündungen sogar Krebserkrankungen auslösen. Manchmal sind es diffuse Gesichtsschmerzen, die darauf hinweisen, dass etwas nicht stimmt. Zahnherde können sein:

- Zahnfleischentzündungen (Gingivitis) und entzündete Zahnfleischtaschen (Parodontitis)
- ein chronisch entzündeter Zahnnerv (Pulpitis)
- tote Zähne, wurzelkanalbehandelte Zähne und solche mit Wurzelspitzenresektion
- verlagerte Zähne (Weisheitszähne)
- Zysten an den Zähnen oder im Kieferbereich
- Fremdkörper im Kieferknochen
- ungenügend verheilte Kieferbereiche, nachdem Zähne entfernt worden sind, sogenannte NICO-Läsionen (Neuralgia Inducing Cavitational Osteonecrosis) oder FDOK-Läsionen (Fettig degenerative Osteonekrose des Kieferknochens).

Diagnose von Zahnherden

- Ist ein Zahnherd groß, kann er sogar auf einer üblichen zweidimensionalen Röntgenaufnahme erkannt werden.
- Weitaus häufiger ist es jedoch so, dass die Zahnherde auf normalen Röntgenaufnahmen nicht erkennbar sind. Daher tut man gut daran, eine spezielle 3-D-Röntgenaufnahme durchzuführen.

Erst wenn auf dieser kein Zahnherd erkennbar ist, kann man sich sicher sein, dass auch keiner da ist.

- Darüber hinaus gibt es verschiedene komplementäre Verfahren wie Neuraltherapie, Applied Kinesiology, Pulsdiagnostik oder Elektroakupuntur nach Voll (EAV).

Beseitigung von Zahnherden

Ist ein Zahnherd eindeutig diagnostiziert, muss die Ursache beseitigt werden. Dies kann sehr unterschiedlich aussehen.

- Entfernung des betreffenden Zahns. Dabei kann es sich um einen wurzelbehandelten Zahn oder einen verlagerten Weisheitszahn handeln.
- Entfernung der betreffenden Kieferregion bei Kiefernekrose/NICO.
- Parodontitistherapie
- In jedem Fall ist es ratsam, den Körper durch Stärkung des Immunsystems zu unterstützen.

Mythos

»JEDES KIND KOSTET DIE MUTTER EINEN ZAHN« – STIMMT DAS?

Zum Glück nicht. Jedoch hält sich dieser Mythos hartnäckig. Der Hintergrund ist: Während der Schwangerschaft und anschließenden Stillzeit verändert sich im Körper der Frau vieles, unter anderem lockert das Bindegewebe auf – auch im Zahnfleisch. Dadurch wird dieses durchlässiger für Bakterien und Entzündungen entstehen leichter. Zahnfleischbluten ist in dieser Zeit häufiger. Zahnärzte sprechen bei dieser Zahnfleischentzündung von einer Schwangerschaftsgingivitis. Frauen, die sich während der Schwangerschaft häufig erbrechen müssen, haben aus diesem Grund ein saures, kariesaktives Mundmilieu. Die häusliche Zahnpflege und auch die professionelle Zahnreinigung in dieser Periode sind besonders wichtig. Ich empfehle eine Zahnreinigung im ersten und im dritten Schwangerschaftsdrittel durchzuführen. Dann ist davon auszugehen, dass die Mutter keinen Zahn verliert.

69 Wie entsteht eine Kieferentzündung?

Die chronische Entzündung im Bereich des Kiefers wird in der Fachsprache auch als NICO (Neuralgia Inducing Caviational Osteonecrosis) bezeichnet und ist ein leider häufig unentdecktes Krankheitsbild. Es handelt sich also um eine Osteonekrose oder auf Deutsch: Kieferentzündung. Diese kann verschiedene Ursachen haben:

- **Tote Zähne:** Sie werden zwar mit Wurzelfüllungen behandelt, doch bergen diese Behandlungen häufig die Gefahr, dass sich in der Folge ein chronischer Entzündungsherd bildet. Dieser kann für eine ständige Belastung der Abwehrkräfte sorgen und erschöpft tagtäglich das Immunsystem.
- **Nicht verheilte Wunden nach einer Zahnentfernung:** Anstatt dass die Wunde richtig verheilt und einen stabilen gesunden Knochen aufbaut, bildet sich an dieser Stelle dünner, schlecht mineralisierter Knochen. Das Innere des Knochens ist weich. Es bildet eine ideale Brutstätte für Toxine und Schwermetalle. Diese sind auch verantwortlich dafür, dass diese Knochenareale als Herde fungieren. Die Gründe für diese ungenügende Knochenausheilung sind nicht bis ins letzte Detail erforscht, allerdings spielen Nährstoffmangel an Vitamin D, Zink, Magnesium und Omega-3-Fettsäuren eine wichtige Rolle.
- **Entfernung von Weisheitszähnen:** Diese Kieferanteile sind offenbar besonders gefährdet, vermutlich, weil sie häufig vorher schon einer großen Keimbelastung ausgesetzt und chronisch entzündet waren. Hier füllen sich die nicht vollständig verknöcherten Knochenareale mit Fettzellen.
- **Chronische Parodontitis:** Bei der Parodontitis handelt es sich ebenfalls um eine Kieferknochenentzündung. Jedoch ist diese in der Regel nicht gemeint, wenn man über NICOS spricht, da die Parodontitis ein viel größeres Knochenareal betrifft und in der Regel offensichtlich ist – wohingegen die NICO versteckt ist.
- **Mangelhafte Mundpflege**
- **Rauchen**

- **Falsche Ernährung mit viel Zucker, Weizen und Kuhmilchprodukten sowie ein Vitamin- und Nährstoffmangel:** Vitamin D3 (Mangel an Sonne), Zink, Magnesium und Omega-3-Fettsäuren. Der Körper ist durch diese Mangelsituation mit Heilungsvorgängen häufig überfordert. Hinzu kommen noch chronische Stresszustände, die das Immunsystem abschalten. Er ist nicht in der Lage, neues Gewebe aufzubauen, da schlicht und einfach die Nährstoffe dafür fehlen.

Anzeichen für eine Kieferentzündung

Es gibt keine eindeutigen Symptome, vielmehr handelt es sich um ein diffuses Beschwerdebild. Häufig sind es folgende Symptome:

- Schmerzen
- Fieber
- Abgeschlagenheit
- Herz-Kreislauf-Beschwerden
- Zahnlockerung
- Schwellungen im Gesicht
- schlechte Wundheilung
- Eiterbildung an der Zahnwurzel
- Fließschnupfen
- Schwellungen an der Mundschleimhaut, wie zum Beispiel an den Zahntaschen
- Reizungen der umliegenden Nervenbahnen

70 Warum knackt mein Kiefer und ist das gefährlich?

Für viele ist das Geräusch an sich schon sehr unangenehm, jedoch stellt Knacken im Kiefergelenk nicht immer ein Gesundheitsrisiko dar. Gelenkknacken ist in der Regel nichts Ungewöhnliches. Bei vielen Menschen knacken beispielsweise die Finger oder die Knie bei bestimmten Bewegungen und Belastungen. Nichts anderes ist auch das Kieferknacken.

Tritt das Knacken nur gelegentlich auf und verursacht sonst keine weiteren Beschwerden, ist es im Normalfall unbedenklich, auch beim Kiefer. Dennoch empfehle ich die genaue Abklärung, denn es kann ein wichtiger Hinweis auf eine versteckte Funktionsstörung (CMD: Craniomandibuläre Dysfunktion) sein, wenn das Kiefergelenk Geräusche macht.

Vom Kieferknacken spricht man erst, wenn das Kiefergelenk bei normaler Bewegung oder beim Essen klickt, knackt oder reibt – nicht aber, wenn dies erst durch Extrembelastung provoziert werden kann. Manchmal kommen Probleme beim Öffnen des Mundes oder beim vollständigen Kieferschluss hinzu. Ohrenschmerzen sowie Kopfschmerzen und Muskelverspannungen im Nacken machen dem Betroffenen meist mehr zu schaffen als das Kiefergeräusch. Sehr häufig ist das Kieferknacken lange Zeit vor allen übrigen Symptomen da und stört nicht weiter, da es keine Schmerzen verursacht. Irgendwann kann das Geräusch recht unangenehm werden. Da das Kiefergelenk direkt vor dem Ohr sitzt, erscheint das Geräusch recht laut. Nicht nur der Betroffene hört es – auch Tischnachbarn. Manche Patienten berichten mir sogar davon, dass sie sich scheuen, in einer Gruppe essen zu gehen. Die Ursachen für Kieferknacken können vielfältig sein:

- Zähneknirschen bei Stress
- Pressen mit den Zähnen oder der Zunge bei Stress/Anspannung
- Kieferorthopädische Behandlung mit einer Zahnspange
- Zahnfehlstellung
- Bissstörung
- Funktionsstörung/CMD
- Schlag auf den Kiefer/das Kinn
- Rheuma
- Arthrose
- Mangel an Kalzium sowie Magnesium
- Fehlstellung der Wirbelsäule – speziell der Halswirbelsäule

Verursacht wird das Knacken häufig, wenn sich die Gelenkscheibe (der Diskus) aus seiner normalen Position im Kiefergelenk herausbewegt und verlagert. Ebenso können verknöcherte Bänder im Gelenk zu einem Knackgeräusch führen.

Bei der Therapie des Kieferknackens ist es zunächst einmal wichtig herauszufiltern, ob es sich um ein isoliertes Kieferknacken handelt oder ob das Knacken ein Symptom einer weitreichenderen komplexen Funktionsstörung ist. Das Ziel ist in jedem Fall, die Gelenkscheibe so zu positionieren, dass sie richtig liegt und das Gelenkköpfchen wie ein Kissen abpolstert. In der Regel sind Verhaltensänderungen, um die Belastung auf das Gelenk zu minimieren, schon sehr erfolgreich. Weniger kauintensive Ernährung, Stressminimierung, Wärmebehandlungen, Schmerzmittel und Physiotherapie gehören zu den effektivsten Maßnahmen. Ist eine Zahnfehlstellung für das Kieferknacken verantwortlich, ist gegebenenfalls eine kieferorthopädische Behandlung sinnvoll. Bei nächtlichem Zähneknirschen helfen Schienen, die auch für eine Entlastung der Gelenke sorgen. Nur in ganz seltenen Fällen ist eine Operation des Kiefergelenks notwendig.

71 Ich habe oft Ohrgeräusche – hat das was mit den Zähnen zu tun?

Mit Ohrgeräuschen können viele unterschiedliche Phänomene gemeint sein. Oftmals wird das Kiefergelenkknacken als ein Ohrgeräusch wahrgenommen, weil das Kiefergelenk direkt am Ohr sitzt. Dies kann sehr wohl mit den Zähnen in Verbindung gebracht werden.

Andere Ohrgeräusche sind Sinneserfahrungen, die auf einer Störung der Hörfunktion beruhen. Sie können anfallsweise auftreten, konstant bleiben oder zunehmen.

Unterschieden wird zwischen objektiven und subjektiven Ohrgeräuschen. Objektive Ohrgeräusche (zum Beispiel gefäß- oder muskelbedingte Geräusche, »Ticken«) stammen von einer realen Schallquelle, die sich entweder im Kopf, Hals oder anderen Körperstellen befindet. Diese Schallquelle ist die Ursache für die Klänge im Ohr. Sie können auch von anderen Personen wahrgenommen werden, zum Beispiel von einem Arzt, der im Rahmen einer Untersuchung sein Stethoskop dicht vor den Gehörgang des Patienten hält.

Subjektive Ohrgeräusche hingegen sind nicht für Außenstehende hörbar. Bei ihnen lässt sich keine reale Schallquelle im Körper feststellen. Auch subjektiven Ohrgeräuschen (zum Beispiel Brummen, Summen, Klopfen, Rauschen) liegen jedoch nachweisbare körperliche Ursachen zugrunde – sie sind keine Einbildung! Bei subjektiven Ohrgeräuschen sind defekte Haarzellen überaktiv. Sie leiten ohne äußere Geräuschquelle ständig Impulse ans Gehirn weiter – und die werden dann als Pfeifen, Brummen, Zischen und so weiter interpretiert. Auslöser können sein: Stress, Lärm, Ohrerkrankungen und degenerative Vorgänge im Ohr.

72 Wie wirkt sich mein Biss auf meinen Körper aus?

In unserem Körper ist alles miteinander verzahnt. So wirkt sich über Muskelverkettungen und Faszienstränge ein falscher Biss auf die gesamte Körperstatik aus. Eine falsche, schiefe Verzahnung der beiden Kiefer miteinander, Frühkontakte zwischen den Zahnreihen oder fehlende Abstützung der Zahnreihen haben Einfluss auf die allgemeine Gesundheit. Unser Körper ist ein Wunderwerk und kann vieles ausgleichen. Daher spüren wir nicht sofort, dass unsere Körperstatik nicht mehr stimmt. Erst bei ungleichmäßiger Abnutzung von Gelenken und unphysiologischer Muskelbelastung bekommen wir Beschwerden und merken, dass etwas nicht stimmt. Meist sind wir dann jedoch nicht in der Lage, die Symptome mit einer Zahnbehandlung, die möglicherweise vor Jahren erfolgte, in Verbindung zu bringen. Da es den Medizinern ebenso geht, kann dies für Betroffene sehr problematisch sein. Oft wird die Ursache für chronische Schmerzen und Beschwerden jahrelang nicht erkannt.

Besonders Frühkontakte – also das vorzeitige Auftreffen einzelner Zähne auf den Gegenzahn – führen zu einer Verschiebung der gesamten Bisslage. Damit sind häufig verbunden eine unnatürliche Abnutzung der betroffenen Zähne und die Lageveränderung der Kiefergelenke. Dies sind die häufigsten Ursachen für einen falschen Biss:

- Frühkontakte zwischen den Zähnen, die eine neue Füllung, Krone oder Brücke erhalten haben
- fehlende Zahnkontakte durch zu niedrige Konstruktionen von Füllungen, Kronen, Brücken oder Prothesen
- Zahnverlust und belassene Lücken
- Zahnschiefstellung nach Zahnverlust
- Kieferorthopädische Behandlung ohne Berücksichtigung der Bisslage und der Kieferposition
- Nichtanlagen von Zähnen

Der Körper ist immer bestrebt, einen funktionellen, harmonischen Biss herzustellen, und versucht daher, sich an diese Verschiebung beziehungsweise die nicht harmonische Okklusion anzupassen oder diese auszugleichen. Dies gelingt jedoch nur unter Einsatz der am Kausystem beteiligten Kau-, Gesichts- und Kopfmuskulatur, welche sich dadurch massiv verspannt. Infolge dieser Muskelverspannungen kann es zu Schmerzen am Kopf, im Gesicht, im Nacken oder auch im Bereich des Rückens kommen.

Die auftretenden Symptome werden unter dem Begriff CMD (Craniomandibuläre Dysfunktionen) zusammengefasst.

73 Was ist eine CMD und woran erkenne ich, dass ich eine habe?

Eine CMD ist eine Fehlfunktion, die sich im Kieferbereich manifestiert hat. Die Abkürzung CMD steht für Craniomandibuläre Dysfunktion. Dieser Begriff sagt nichts darüber aus, welcher Bereich des Kausystems betroffen ist. Beteiligt können sein: die Zähne, die Kiefergelenke und die Kaumuskulatur. Der Begriff CMD sagt auch nichts darüber aus, was die Ursache der Fehlfunktion ist. Da es sich bei der CMD nicht um eine Krankheit, sondern um eine Funktionsstörung handelt, gibt es keine Therapie, die für jeden gültig ist. Vielmehr ist die Therapie so vielseitig wie die Entstehung der Störung. Aus diesem Grund sollte man der Diagnostik große Aufmerksamkeit widmen.

Die CMD kann Ursache vieler unterschiedlicher Leiden sein, wie etwa: chronische Verspannungen der Nacken- und Kaumuskeln, Kopfschmerzen, Rückenschmerzen und Tinnitus. Bei diesen typischen Symptomen solltest du an eine CMD denken – erst recht, wenn mehrere davon auftreten:

- Beim Öffnen des Mundes spürst/hörst du ein Knacken.
- Das Kiefergelenk fühlt sich blockiert an.
- Die Mundöffnung verläuft nicht gerade, sondern macht eine Ausweichbewegung.
- Der Mund geht nicht so weit auf wie früher und wie du möchtest.
- Das Kauen ist beschwerlich. Du vermeidest bestimmte Kaubewegungen und harte Nahrung.
- Langes Sprechen strengt deinen Kiefer an und ist irgendwann auch schmerzhaft.
- Die Kaumuskulatur fühlt sich verspannt an.
- Die Nackenmuskulatur ist verspannt.
- Du hast immer wieder diffuse Zahnschmerzen und deine Zahnärztin findet am Zahn keine Ursache.
- Die Zähne weisen Abriebspuren auf.
- Füllungen/Zahnkronen brechen immer wieder.
- Die Zunge weist Zahnabdrücke auf.
- Die Zunge brennt oder ist empfindlich/gereizt.
- Du hast dumpfe Ohrgeräusche.
- Du hast einen Tinnitus.
- Gähnen löst einen Schmerz aus.

Wenn du zudem auch noch regelmäßig Kopf- und Nackenschmerzen hast und morgens oder abends deinen Kiefer kaum bewegen kannst, wird es höchste Zeit, etwas dagegen zu unternehmen.

Immerhin zählen die Kaumuskeln zu den am meisten belasteten Muskeln unseres Körpers. Neben der üblichen Beanspruchung beim Kauen, Sprechen und Trinken müssen sie noch sehr viel mehr aushalten: Anspannung und Stress werden häufig unbewusst durch Zähnepressen und -knirschen verarbeitet. Dabei wirken sehr hohe Kräfte im Kiefer. Bis zu 400 Kilogramm können da zusammenkommen. Dass sich dies irgendwann im Körper bemerkbar macht, ist vollkommen klar. So kommen häufig weitere Symptome hinzu, wie Nackenschmerzen, Schulterverspannungen, Rückenschmerzen, Kopfschmerzen, Migräne und allgemeine Schmerzempfindlichkeit.

Aufgrund der Vielfalt der Schmerzzustände fällt es nicht nur den Patienten schwer, die Beschwerden richtig einzuordnen. Auch Ärzte sind oftmals ratlos und wissen nicht, wo sie mit ihrer Behandlung ansetzen sollen. Sie behandeln leider häufig die Symptome der einzelnen Schmerzzustände, ohne das gesamte Beschwerdebild im Blick zu haben. Verordnet werden dann Medikamente und andere schnell wirkende Hilfsmittel. Schmerztabletten wie Ibuprofen schaffen zwar rasch Abhilfe, sind langfristig jedoch keine Lösung. Erst eine differenzierte Diagnostik, die alle Schmerzen der Betroffenen berücksichtigt, kann zu einer ganzheitlichen Heilung führen. Hierfür ist die fundierte Funktionsdiagnostik in einer spezialisierten Zahnarztpraxis der erste Schritt.

74 Was sind die Ursachen einer CMD?

Kiefer-Kaumuskel-Beschwerden, gekoppelt mit Nacken- und Kopfschmerzen, werden als Craniomandibuläre Dysfunktionen (CMD) bezeichnet. Wir haben es dabei mit einer Funktionsstörung zu tun, die sich im Kausystem manifestiert hat. Häufig hat sie dort auch ihren Ursprung – jedoch nicht immer. In jedem Fall können wir aber sagen: Es liegt eine Über- beziehungsweise Fehlbelastung der Kaumuskulatur und der Kiefergelenke vor.

Das Kausystem steht funktionell betrachtet in engem Zusammenhang mit der gesamten Körperstatik. Über Muskeln, Faszien und Bänder ist es mit der Rückenmuskulatur verbunden. Diese wiederum hat einen großen Einfluss auf die Position der Hüfte, mit der wiederum die Beinfunktion verbunden ist. In unserem Körper ist demnach alles mit allem verbunden und beeinflusst sich gegenseitig.

Der Kauapparat nimmt zusätzlich eine Sonderrolle ein. Er ist eines unserer sensibelsten Systeme. Bereits kleinste Veränderungen können als störend empfunden werden und ein bestehendes Gleichgewicht kippen. Lang dauernde Muskelanspannungen führen mit der Zeit zu schmerzhaften Muskelverspannungen und Fehlfunktionen. Das Kausystem ist häufig ein Ventil für unverarbeitete Probleme. Menschen, die in der Nacht mit ihren Zähnen pressen und knirschen, wachen am Morgen häufig unausgeruht mit Nacken- und Kopfschmerzen auf. Es ist wichtig zu wissen, dass die Ursachen einer Craniomandibulären Dysfunktion unterschiedlicher Art sein können. Die drei häufigsten Ursachen einer CMD sind:

1. **Andauernde Muskelanspannung:** Im Normalzustand haben unsere Zähne etwa 20 Minuten am Tag Zahnkontakt. Bei Menschen, die unter ständiger Anspannung sind, sind es teilweise drei bis vier von 24 Stunden. Dafür ist unser Kausystem nicht ausgelegt. Das macht kein Muskel und kein Gelenk auf Dauer ohne Folgen mit. Mögliche Gründe für eine andauernde Muskelanspannung:

    - Stress/psychische Belastung
    - traumatische Ereignisse
    - schlechte Angewohnheiten, wie Nägelkauen

2. **Falscher Biss:** Bei einem Zahnarztbesuch kann es schon einmal vorkommen, dass du nicht genau so beißt, wie du es zu Hause tust. Der Zahnarzt macht dann die Füllung oder Zahnkrone möglicherweise zu hoch oder in einem falschen Biss. Bei einem intakten Kausystem macht das nichts aus: Du merkst dies, nachdem die Betäubung nachgelassen hat, und gehst wieder zum Zahnarzt, damit er eine Korrektur vornimmt. Die Sache ist damit erledigt. Handelt es sich jedoch um einen größeren Zahnersatz oder ein Kausystem, welches bereits in einer Schieflage ist, kann es zum völligen Verlust des Gleichgewichts kommen. CMD-Symptome werden entwickelt. Dies sind mögliche Gründe für einen falschen Biss:

    - Zahnfehlstellungen
    - Fehlbiss

- falscher Zahnersatz
- lang dauernde Zahnbehandlungen mit Überdehnung der Gelenke

3. **Fehlhaltungen:** Eine CMD kann ihre Ursache auch an einer völlig anderen Stelle im Körper haben. Fehlhaltungen der Halswirbelsäule, ungünstige Sitzposition und Haltungsschäden am Arbeitsplatz, Unfälle mit Veränderungen der Statik, Vorverlagerungen von Kopf und Hals sowie ungünstige Schlafpositionen können zur Ausbildung einer CMD beitragen.

Auch vom Skelettsystem ausgehende funktionelle Störungen und Schonhaltungen wie zum Beispiel ein Beckenschiefstand, unterschiedliche Beinlängen oder falsche Schuheinlagen haben Einfluss auf die gesamte Körperstatik und können sich ungünstig auf die Kauebene auswirken.

75 Wie wird eine CMD behandelt?

Da die Funktionsstörung unterschiedliche Ursachen hat und meist multifaktoriellen Ursprungs ist, sollte am Anfang einer individuellen Therapie eine gründliche Funktionsanalyse stehen. Diese bildet die Grundlage der Therapie einer Craniomandibulären Dysfunktion (CMD). Bei der Funktionsanalyse vermisst ein spezialisierter Zahnarzt die Bisslage und die Position der Kiefergelenke. Es gibt verschiedene Möglichkeiten dies zu tun. Moderne Verfahren bedienen sich einer Sensortechnologie, mit deren Hilfe die Bewegungen der Kiefergelenke computerunterstützt aufgezeichnet werden. Häufig werden noch Vermessungen mittels Ultraschall und eine Muskelfunktionsmessung durchgeführt. Zuvor wurde eine gründliche Anamnese vorgenommen, bei welcher der Zahnarzt eine mögliche Stressbelastung und die Vorgeschichte der Funktionsstörung herausfindet.

Hat der Spezialist alle Untersuchungsresultate beisammen und ausgewertet, setzt er die Therapieschritte individuell zusammen. Die Therapie einer CMD ist immer interdisziplinär. Wenn mehrere Experten fachübergreifend zum Wohl des Patienten zusammenarbeiten, gelingt die CMD-Therapie in der Regel sehr gut. Diese Therapieschritte kommen in der Regel zum Einsatz:

- Einsetzen einer Funktionsschiene, die einen harmonischen Kieferschluss bei Entlastung der Kiefergelenke herbeiführt
- Beseitigung von störenden Zahnkontakten
- Beseitigung von störenden Weisheitszähnen
- Lückenschluss bei fehlenden Zähnen
- harmonische Abstützung der Zähne durch prothetische Maßnahmen wie Zahnkronen, Teilkronen oder Inlays
- Akupunktur
- Selbstmassage
- Entspannungstechniken
- Hypnose zur Entspannung
- Physiotherapie zur Muskellockerung und Kapseldehnung
- Osteopathie

Sollte ein falscher Biss mit falsch hergestelltem Zahnersatz oder der ungleichmäßigen Abnutzung von Zahnersatz die Ursache für die CMD gewesen sein, ist dies selbstverständlich im zweiten Schritt zu korrigieren. In dem Fall kann es sein, dass neue Kronen, Teilkronen und Prothesen hergestellt werden müssen.

76 Welche Zahnschiene hilft am besten?

Eines vorab: Es gibt nicht *die* beste Zahnschiene. Eine Zahnschiene ist immer individuell und sollte den Bedürfnissen der jeweiligen Person angepasst werden. Was für den einen gut und vollkommen ausreichend ist, kann für einen anderen kontraproduktiv sein.

Alle Schienen können unter dem Oberbegriff »Aufbissbehelfe« zusammengefasst werden. Je nach Wirkweise der Schiene wird zwischen Knirscher-, Beiß-, Positionierungs- und Zentrikschienen unterschieden und weiter nach bestimmten Herstellern, wie etwa Michigan, Dross oder DIR.

Gemeinsamkeit aller Schienen

Alle Zahnschienen schützen die Zähne vor weiterem Abrieb. Darüber hinaus können Schienen noch viel mehr:

- Eine Zahnschiene kann die Kaubelastung gleichmäßig auf alle Zähne und den Kiefer verteilen. Dazu muss sie dementsprechend gestaltet werden.
- Eine Zahnschiene kann das Kiefergelenk entlasten, indem sie es in eine andere Position bringt. Eine solche Schiene wird daher Positionierungsschiene genannt. Damit eine Schiene das Kiefergelenk entlasten kann, muss vorher analysiert werden, in welche Position das Kiefergelenk zu bringen ist. Diese Analyse wird Funktionsanalyse oder Kiefervermessung genannt. Dabei handelt es sich um eine computerunterstützte Analyse, bei der die Kieferbewegungen aufgezeichnet werden.
- Eine Zahnschiene kann dich daran hindern, zu fest zu pressen. Das tun Schienen, die einen Sensor enthalten. Dieser Sensor vibriert, wenn der Kaudruck einen bestimmten Wert erreicht.
- Eine Zahnschiene kann eine neue Kauebene simulieren. Dies ist notwendig, wenn die Kauebene aufgrund von Pressen und Knirschen oder falschem Zahnersatz abgesunken ist und erhöht werden muss. Bevor die Kauebene dauerhaft erhöht wird, sollte eine Schiene in entsprechender Höhe einige Monate getragen werden.

Welche Schiene für dich die richtige ist, kann nur ein entsprechend fortgebildeter Zahnarzt entscheiden.

Folgendes solltest du noch wissen: Die Schiene allein macht noch keine Therapie. Es ist wichtig, das Ziel der Schienentherapie zu kennen. Dementsprechend wird deine Zahnärztin/dein Zahnarzt weitere Therapeuten hinzuziehen, um dieses Ziel zu erreichen. Wenn du Muskelverspannungen hast, weil du stark mit den Zähnen presst und knirschst, ist es notwendig, dass du reflektierst, woher dieses Knirschverhalten kommt. Es macht keinen Sinn, zur Physiotherapie zu gehen und zu erwarten, dass alle Muskelverspannungen wegmassiert werden, und in der Nacht weiterhin zu knirschen.

Wenn du eine Positionierungsschiene trägst und diese in der Nacht und am Tag eingesetzt wird, ist das Ende der Therapie eine Bisseinstellung. Es wird nicht funktionieren, die Schiene einfach wegzulassen und zu hoffen, dass sich der Biss von allein einstellt.

77 Was kann ich bei CMD selbst tun?

Wie bereits erläutert, handelt es sich bei einer CMD (Craniomandibuläre Dysfunktion) nicht um eine Krankheit, sondern um eine Fehlfunktion folgender Strukturen: Unterkiefer, Kiefergelenke, Zahnstellung, Zusammenbiss und Kiefermuskulatur. Diese Strukturen spielen zusammen beim Kauen, Schlucken, Trinken, Gähnen, Lachen, Küssen, aber auch Schlafen und Sprechen. Das bedeutet: Bei allen diesen Tätigkeiten können bei einer Fehlfunktion Schmerzen entstehen. Da viele Menschen, während sie schlafen, massiv die Zähne zusammenbeißen, wachen sie dementsprechend am nächsten Morgen mit Verspannungen an der Kau- und Nackenmuskulatur auf. Dies wird häufig von massiven Schmerzen begleitet.

Um diese Muskulatur wieder zu lockern und zu lösen, helfen die bewährten Methoden, die jeden Muskel lockern:

1. **Dehnen:** Befreit die Muskulatur von Verspannungen und beugt neuen Verklemmungen der Muskelfaszien vor.
2. **Drücken:** Indem wir auf eine Muskelverspannung drücken, bewirken wir eine Lockerung der Faszien und Muskelfasern.
3. **Rollen:** Die Muskulatur zu berollen hilft, die verklebten Faszien zu lösen und somit eine bessere Durchblutung und Versorgung des Muskels zu erzielen.

Zehn Tipps, wie du dir bei CMD selbst helfen kannst

1. Bewegung – Gelenke und Muskeln wollen bewegt werden. Beim Kiefer bedeutet das: Kiefergymnastik. Führe moderate Kieferübungen aus. Bewege täglich nach dem Aufstehen den Unterkiefer langsam in alle Richtungen. Öffne den Mund so weit, wie es schmerzfrei möglich ist. Puste die Wangen auf und mache einen Spitzmund.
2. Löse vorhandene Verspannungen der Muskulatur mit einer Faszienrolle. Verwende eine kleine Faszienrolle oder einen Faszienball vorsichtig für die Kaumuskulatur und eine größere Rolle oder einen Faszienball für die Nacken- und Schultermuskulatur. Anstelle eines Faszienballs eignet sich auch ein Tennisball.
3. Sei achtsam. Achte darauf, dass deine Kiefer gar nicht erst einen starken Druck aufbauen. Halte hierzu während des Tages immer wieder inne und nimm wahr, was deine Kiefer gerade tun. Vielen hilft ein kleiner Smiley-Aufkleber auf dem Monitor, der dich daran erinnert, locker zu lassen.
4. Eine kleine Meditation vor dem Einschlafen und auch tagsüber zwischendurch bewirkt Wunder. Sie holt dich während des Tages aus dem Hamsterrad und sorgt vor dem Einschlafen für einen besseren Schlaf.
5. Achte auf deine Haltung und mache Übungen für den Rücken und die Halswirbelsäule.
6. Nutze Wärme, um Schmerzen zu lindern. Du kannst ein Kirschkernkissen auf den schmerzenden, verspannten Muskel legen. Achte darauf, ob dir dies gut tut; wenn nicht, kann es sein, dass es dir mit Kälte besser geht.
7. Übe Druck auf den schmerzenden Kaumuskel aus. Keine Sorge, du kannst nichts kaputt machen. Physiotherapeuten arbeiten ebenso mit Druck und Zug, um die verklebten Faszien zu lösen.
8. Kaue kein Kaugummi.
9. Vermeide möglichst Kaffee-, Alkohol- und Nikotinkonsum – zumindest am Nachmittag und Abend. Dies alles hat einen negativen Einfluss auf den Schlaf.

10. Achte auf eine gute Schlafhygiene: Matratze und Kopfkissen sollten ergonomisch und von guter Qualität sein. Die Luft im Zimmer sollte gut sein und die Zimmertemperatur nicht über 18 Grad betragen.

Beachte: Alle diese Maßnahmen können langfristig zur Schmerzfreiheit führen. Sie beseitigen jedoch nicht die Ursache, warum die CMD überhaupt entstanden ist.

Folgen einer unbehandelten CMD

So vielfältig wie die CMD (Craniomandibuläre Dysfunktion) selbst sind auch die Folgen, wenn diese nicht behandelt werden. Häufig handelt es sich um Kopfschmerzen, Nackenverspannungen, Ohrgeräusche/Tinnitus, Rückenbeschwerden, Hüftbeschwerden, Kniebeschwerden und Verdauungsprobleme.

78 Ist Zähneknirschen gefährlich?

Immer mehr Menschen leiden unter den Folgen des nächtlichen Zähneknirschens und suchen daher nach Wegen, diese Angewohnheit loszuwerden. Dies halte ich ebenso für sehr wichtig, denn die Folgen des regelmäßigen Zähneknirschens können sehr weitreichend sein – von Empfindlichkeiten an den Zähnen bis hin zu massiven Kieferschmerzen. Sogar ein Tinnitus kann sich als Folge entwickeln. Wichtig zu wissen: Das Knirschen findet in der Regel über viele Jahre hinweg statt! Die Folgen von regelmäßigem Knirschen über einen längeren Zeitraum:

- Zahnabrieb
- empfindliche Zähne
- Risse und Sprünge in den Zähnen
- Zahnverfärbungen und schnellere Alterung der Zähne
- Zahnlockerung
- Zahnfleischrückgang
- Parodontitis

- Zahnschmerzen
- Kieferknacken
- Kieferschmerzen
- Ohrenschmerzen
- Ohrgeräusche/Tinnitus
- Druck auf den Ohren
- Muskelverspannungen der Kaumuskulatur
- Nackenverspannungen
- Kopfschmerzen

79 Was hilft gegen Zähneknirschen?

In der vorherigen Frage habe ich sicherlich genug Gründe genannt, die dafür sprechen, das Zähneknirschen und auch -pressen loszuwerden. Jedoch ist dies tatsächlich leichter gesagt als umgesetzt.

Um an der richtigen Stelle anzusetzen – und diese kann individuell sehr unterschiedlich sein –, schau dir zunächst einmal an, welche Faktoren ursächlich für Zähneknirschen mit verantwortlich sind. Übrigens: Alles, was ich zum Zähneknirschen sage, gilt ebenso für das Pressen mit den Zähnen. Die Folgen sind nämlich fast identisch.

Um das Richtige gegen das Zähneknirschen oder Zähnepressen zu tun, ist es wichtig zu verstehen, warum man es tut.

Warum Menschen mit den Zähnen knirschen

- **Stress:** In der Nacht verarbeiten und zerbeißen wir im wahrsten Sinne des Wortes die Herausforderungen und Probleme des Tages. Menschen, die viel unter Druck arbeiten, oft unterwegs sind und nicht zur Ruhe kommen können, entladen den angestauten Druck des Tages mit Zähneknirschen.
- **Ängste und Sorgen:** Wenn wir viele Ängste und Sorgen haben, heben wir nicht nur die Schultern nach oben und schützen auf diese Weise unseren verletzlichen Hals, sondern pressen und beißen auch mit den Zähnen. Solche Angststörungen sind weit

verbreitet und haben in der Pandemie stark zugenommen.

- **Schlafstörungen:** Menschen, die unter Schlafstörungen leiden, verbeißen sich in der Nacht in diverse Probleme.
- **Schlafapnoe**: Durch das heftige Zusammenbeißen mit den Zähnen versucht der Körper den Betreffenden zu wecken.
- **Depressionen:** Bei depressiven Menschen ist die Schmerzgrenze häufig so weit hochgesetzt, dass diese lange Zeit nicht merken, dass sie die Zähne aufeinanderbeißen.
- **Medikamente:** Manche Medikamente begünstigen das Zähneknirschen.
- **Alkohol-, Kaffee- und Nikotingenuss:** Entgegen der Meinung »Alkohol entspannt« ist es eher so, dass Alkohol unsere Sinne dämpft und wir in Wirklichkeit viel unruhiger schlafen, was wiederum das Zähneknirschen begünstigt.
- **Fehlende körperliche Betätigung:** Der menschliche Körper braucht auch körperliche Betätigung. Durch die ständige Arbeit am PC im Homeoffice haben viele Menschen zu wenig sportlichen Ausgleich.
- **Unpassender Zahnersatz:** Werden Kronen, Brücken und größerer Zahnersatz in einer falschen Bisslage eingegliedert, versuchen wir dies unbewusst durch das Knirschen zu beseitigen. Viele Menschen sagen dann auch: »Die Brücke muss ich noch einbeißen.« Dies ist jedoch falsch. Ein Zahnersatz sollte immer von Anfang an richtig passen. Er darf gern etwas ungewohnt sein; dieses Gefühl sollte jedoch nicht länger als einige Wochen andauern.

Abhilfe bei Zähneknirschen

Entsprechend der vorliegenden Gründe, warum mit den Zähnen geknirscht wird, ist die Lösung sehr unterschiedlich.

- Stressabbau: Hierbei können verschiedene Entspannungstechniken helfen. Yoga, Meditation, Reiki – es gibt für jede und jeden das Passende.
- Zeit für sich selbst – die sogenannte »Me Time« ist sehr wichtig

für jede/n von uns. Indem wir Zeit mit uns selbst verbringen, hören wir die Signale, die uns der Körper gibt.

- Für viele Menschen ist Sport das Richtige, um Stress abzubauen.
- Spaziergänge in der Natur.
- Bei unpassendem Zahnersatz sollte dieser korrigiert werden.
- Eventuell können die Medikamente verändert werden.
- Bei Schlafstörungen hilft häufig ein regelmäßiger Tagesablauf, in dem auch Pausen eingebaut werden. Zusätzlich sollte auf leichte Kost am Abend geachtet werden.
- Ängste und Sorgen entstehen im Kopf, wenn wir uns Dinge in der Zukunft ausmalen, die wir nicht wollen. Da hilft als Erstes die Bewusstwerdung und die Konzentration auf die Gegenwart.

Zahnschiene für die Nacht

Unabhängig vom Grund für das Zähneknirschen, der unbedingt beachtet und therapiert werden sollte, empfehle ich einen Zahnschutz für die Nacht. Eine solche Zahnschiene aus Kunststoff schützt die Zähne und verteilt den Kaudruck gleichmäßig. Auf diese Weise werden einzelne Zähne nicht übermäßig belastet.

80 Was kann ich in Notfällen selbst tun?

Ob Schmerzen, Entzündungen oder abgebrochene Zähne – Notfälle passieren immer zum schlechtesten Zeitpunkt. In vielen Situationen ist der Zahnarztbesuch unumgänglich, dennoch gibt es einige Dinge, die du selbst tun kannst.

Zahnschmerzen

Zahnschmerzen kommen scheinbar immer im falschen Moment, nämlich dann, wenn gerade Wochenende ist, Feiertage oder Familienfeiern anstehen oder der lang ersehnte Urlaub angetreten werden darf. Wenn deine Zahnärztin oder dein Zahnarzt gerade nicht erreichbar ist, kündigt sich der Zahnschmerz an, den du gerade gar nicht gebrauchen kannst. Dann stellt sich immer die Frage: Kann ich es noch einige Tage aushalten? Was kann ich selbst tun, um diesen quälenden Schmerz zu lindern?

Zum Glück gibt es einige Hausmittel, die tatsächlich sehr gut helfen können – zumindest vorübergehend. Die meisten dieser Mittel befinden sich ohnehin in unserem Haushalt und das, was wir gerade nicht vorrätig haben, können wir leicht organisieren. Die Gründe für Zahnschmerzen können sehr vielfältig sein. Um das Richtige zu tun, solltest du zunächst herausfinden, wo und warum es tatsächlich wehtut.

Linderung von Schmerzen

1. **Kühlen:** Bei einer Entzündung hilft Kühlung, die Durchblutung in dem Bereich zu verringern – dabei ist es egal, ob die Entzündung am Zahn oder Zahnfleisch ist. Auch Schwellungen bilden sich durch Kühlen zurück. Dies verschafft ein Gefühl der Linderung. So kühlst du am besten:
   - Lutsche einen Eiswürfel (wenn es deine Zahnhälse erlauben).
   - Für die äußerliche Anwendung nimmst du am besten eine Kältekompresse aus dem Eisfach und wickelst diese in ein Tuch (zum Beispiel ein Geschirrtuch). Du solltest nie die eisgekühlte Kompresse direkt auf die Haut legen. Dies könnte zu Reizungen und punktuellen Erfrierungen führen, die wiederum sehr schmerzhaft sein können.
   - Häufig bringt auch schon ein kalter, nasser Waschlappen ausreichend Kühlung.
2. **Gewürznelken:** Gewürznelken sind ein sehr effektives Mittel gegen Zahnschmerzen, aber auch gegen Kopfschmerzen. Das Gewürz enthält den Wirkstoff Eugenol. Dieser befindet sich übrigens auch in verschiedenen Pasten, die der Zahnarzt in der Praxis anwendet, um einen Zahnnerv zu beruhigen. Eugenol ist entzündungshemmend, beruhigend und desinfizierend. Am besten legst du eine ganze Gewürznelke (oder gleich zwei) in die Schleimhautfalte neben den Zahn. Du kannst auch leicht auf der Nelke kauen und sie etwas hin und her bewegen. Bitte erwarte keinen sofortigen Effekt. Es kann schon 30 bis 60 Minuten dauern, bis das Eugenol den Nerv erreicht. Du kannst die

Nelke gern auch den ganzen Tag im Mund behalten.

3. **Schmerzlindernde Mundspülung**: Auch eine selbst angemischte Mundspülung, mit der du über den Tag hinweg immer wieder Spülungen machst, kann Linderung bringen – vor allem, wenn der Schmerz vom Zahnfleisch kommt. Dabei ist wichtig, dass die Spülung lauwarm oder kalt ist, denn Hitze würde die Durchblutung fördern. Mit diesen Lösungen kannst du spülen:
   - **Salz** ist sicherlich die einfachste Zutat zum Spülen. Salz ist antiseptisch, also entzündungshemmend. Verrühre so viel Salz (am besten Steinsalz) in einem Wasserglas, bis das Wasser trüb ist und kein Salz mehr aufnimmt. Diese Spülung nimmst du dann schluckweise in den Mund und bewegst sie einige Minuten hin und her. Dann bitte unbedingt ausspucken.
   - **Salbei-, Rosmarin- und Kamillenspülungen** haben eine ebenso antibakterielle Wirkung. Meist haben wir zumindest eines dieser Kräuter als Tee zu Hause. In dem Fall können wir einen sehr starken Tee aufbrühen und mit dieser Lösung spülen, nachdem sie abgekühlt ist. Besser jedoch sind die frischen (oder getrockneten) Kräuter aus dem Naturkostladen. Ihre Wirkung ist viel intensiver.
   - **Kurkuma** ist eine sehr gute Substanz, die bei diversen Zahnfleischproblemen, Reizungen, Entzündungen und Schmerzen hilft. Verrühre einen Teelöffel Kurkumapulver in einem Wasserglas und spüle den Mund mehrfach damit aus. Wenn du eine frische Knolle hast, schneide fünf bis sechs dünne Scheiben ab, lasse diese in einem halben Liter Wasser etwa fünf Minuten köcheln und spüle mit dem Sud mehrfach am Tag, allerdings erst, nachdem er abgekühlt ist.
4. **Stressreduktion:** Schmerzen sind Stress pur. Damit Schmerzlinderung wirken kann, ist es wichtig, nicht noch mehr Stress zuzulassen. Du solltest entspannen. Wenn du einen Diffusor oder ein Duftlämpchen hast, empfehle ich dir entspannende ätherische Öle zu verwenden. Sehr gut wirksam sind zum Beispiel Lavendel, Orangen- oder Mandarinenöl. Sie wirken allesamt ausgleichend, harmonisierend und beruhigend. Viele Zahnschmerzen entstehen

auch durch zu viel Druck, der von Pressen und Knirschen mit den Zähnen verursacht wird. In dem Fall ist Entspannung das Wichtigste. Weiterhin hilft es, die verspannte Kau- und Nackenmuskulatur zu massieren. In dem Fall wirkt Wärme besser als Kälte; durch wärmende Kompressen lockert sich die verspannter Muskulatur leichter.

5. **Ölziehen:** Auch kalt gepresste gute Öle haben eine desinfizierende, antibakterielle und regenerierende Wirkung. Sie werden ähnlich wie Mundspüllösungen angewendet. Nimm dazu einen Esslöffel Öl in den Mund und bewege es etwa 10 bis 15 Minuten lang hin und her. Nach dieser Zeit wird es in ein Papiertuch gespuckt. Du solltest es auf gar keinen Fall schlucken oder ins Waschbecken spucken. Verwende Sesam-, Oliven- oder Kokosöl guter Bioqualität.
6. **Zwiebeln und Knoblauch:** Säckchen, die mit Zwiebeln oder Knoblauch gefüllt und auf die betreffende schmerzende Stelle gelegt werden, helfen ebenso sehr gut gegen Schmerzen. Die antiseptischen Alliine, die sich aus der Zwiebel beziehungsweise dem Knoblauch lösen, wirken schmerzlindernd und entkrampfend. Sowohl Zwiebeln als auch Knoblauch wirken auch im Mund, wenn sie auf den schmerzenden Zahn gelegt werden.
7. **Propolis:** Wohlschmeckender als Zwiebel und Knoblauch ist Propolis. Eine Tinktur daraus desinfiziert die betreffende Stelle und beugt weiteren Entzündungen vor. Propolis findest du auf dem Wochenmarkt, im Bioladen, in der Apotheke und beim Imker.

Regelmäßige Kontrolle: Damit es erst gar nicht so weit kommt, empfehle ich dir eine regelmäßige – bedeutet zweimal im Jahr – Kontrolle bei deinem Zahnarzt und die Einhaltung der Termine zur professionellen Zahnreinigung. Wie häufig so eine professionelle Zahnreinigung durchgeführt werden soll, ist tatsächlich individuell unterschiedlich. Bei den meisten Menschen reichen zweimal im Jahr. Solltest du jedoch schwierige Zahnzwischenräume haben oder Zahnersatz, der aufwendig zu reinigen ist, sollten diese Bereiche häufiger gereinigt werden. Deine Zahnärztin/dein Zahnarzt weiß am besten, wie häufig du in die Praxis kommen solltest, damit dich keine Zahnschmerzen plagen.

Schmerzen am Kiefergelenk

Schmerzen an den Kiefergelenken erwischen uns meist plötzlich – häufig getarnt als Ohrenschmerzen. Aus diesem Grund gehen viele Menschen zunächst zum Ohrenarzt, um zu erfahren, dass mit ihren Ohren alles gut ist.

Wichtig ist zu verstehen, dass das Gelenk mit Schmerz reagiert, weil es überbelastet ist. Entweder man hatte einige Tage zuvor eine längere Zahnbehandlung oder man hat mit den Zähnen heftig gepresst und geknirscht, weil man unter Stress stand. Dies hilft am besten:

- Ruhe und Entspannung
- Probiere aus, ob dir kalte oder warme Kompressen besser helfen.
- Massiere (sanft bis fester, wenn du es vertragen kannst) die großen Kaumuskeln an den Wangen und am Kieferwinkel und schiebe dadurch die Kiefergelenke etwas nach unten und vorn. Das entlastet den Gelenkraum und mögliche Entzündungsflüssigkeit in der Kapsel kann besser abtransportiert werden.
- die üblichen Schmerzmittel wie Paracetamol oder Ibuprofen
- aus der Ayurvedamedizin: Triphala, Ashvaganda
- aus der Homöopathie: Chamomilla

Gestörte Mundöffnung – der Mund geht nicht mehr auf

Dies ist die Folge von zu viel Pressen und Knirschen. Meist tut der Betreffende dies jahrelang – ohne es zu merken. Eines Morgens geht dann der Mund einfach nicht mehr weit genug auf. Grund ist meist eine verlagerte Gelenkscheibe. In der Praxis spreche ich dann gern vom »Bandscheibenvorfall im Kiefergelenk«.

In der Regel lässt sich der Mund nach einigen Tagen wieder schön weit öffnen – manchmal kann dies jedoch auch einige Wochen dauern. Du kannst sehr viel dafür tun, dass sich dieser Zustand ganz schnell bessert: Massiere die Kaumuskeln und mobilisiere die Kiefergelenke – auch wenn es unangenehm ist oder sogar schmerzt. Das Schlechteste wäre, jetzt nichts zu tun. Gelenke müssen bewegt werden, erst recht, wenn sie blockiert sind. Suche auf jeden Fall professionelle Hilfe bei einem Zahnarzt, der auf Kiefergelenke/CMD spezialisiert ist.

Zahnfleischentzündung

Über Zahnfleischentzündungen ist in diesem Buch schon viel geschrieben worden, an dieser Stelle geht es mir darum, dir etwas mitzugeben, womit du dir im Notfall helfen kannst. Sollte die Entzündung oder Reizung nicht innerhalb von vier bis fünf Tagen verschwinden, suche bitte deinen Zahnarzt auf, damit er nach sorgfältiger Untersuchung eine weitergehende Therapie durchführen kann.

Meine »Wunderpaste« bei Zahnfleischreizungen und -entzündungen: die Kurkuma-Ghee-Paste. Du kannst sie nirgends kaufen, aber innerhalb von wenigen Minuten selbst zubereiten: Vermische dafür einen Teelöffel Kurkumapulver mit einem Teelöffel Ghee. Achte bei beiden Produkten auf gute Qualität. Diese Paste bringe dann mit dem Finger oder einem Wattestäbchen auf die betreffende Stelle. Zusätzlich kannst du die Regeneration von innen durch hoch dosiertes Vitamin C unterstützen.

Etwas Scharfkantiges am Zahn macht die Zunge wund

Dies ist ein sehr unangenehmer Zustand: Der Zahn selbst tut gar nicht weh, aber die Zunge ist wund gescheuert, sodass du kaum essen kannst. Entweder ist die Füllung abgebrochen oder du trägst eine Zahnspange, bei der sich ein Draht gelöst hat. Meist passiert so etwas, wenn der Zahnarzt gerade geschlossen hat. Du kannst dir relativ leicht helfen: Decke diese scharfkantige Stelle mit Wachs oder Prothesenhaftcreme ab. Wenn du in eine Drogerie oder Apotheke gehen kannst, bekommst du dort Spezialwachs für Zahnspangen. Das ist ein sehr weiches Wachs, welches du zu einer kleinen Kugel formen und auf die scharfkantige Stelle kleben kannst. Prothesenhaftcreme bekommst du ebenso in Drogerien, Apotheken oder Supermärkten. Wenn du keine Möglichkeit hast, etwas Derartiges zu kaufen, hilf dir mit Kerzenwachs, welches du erwärmst und dementsprechend formst. Auf diese Weise kannst du locker zwei Tage, bis dein Zahnarzt wieder geöffnet hat, überbrücken.

Eine Krone ist herausgefallen

Eine herausgefallene Krone befestigst du am besten mit Prothesenhaftcreme oder alternativ mit Zahnpasta. Suche auf jeden Fall so bald wie möglich die Zahnärztin/den Zahnarzt auf, denn die von dir eingesetzte Krone schließt nicht dicht am Zahn ab. Sie schützt den Zahn, verhindert jedoch nicht das Eindringen von Bakterien unter die Krone.

Verwende *auf keinen Fall* irgendwelche Klebstoffe zum Einsetzen der Krone. Diese könnten einen späteren festen Verbund der Krone mit dem Zahn verhindern. Bringe die Krone unbedingt in die Praxis mit, auch wenn sie defekt ist.

Ein Schneidezahn ist abgebrochen

Wenn wirklich viel vom Zahn fehlt, solltest du zum Zahnarzt gehen. Handelt es sich um eine kleine Ecke, die einfach nur scharfkantig und vielleicht etwas empfindlich ist, hat dies Zeit bis zum nächsten Wochentag.

Ein Schneidezahn ist herausgefallen oder im Kieferknochen verschwunden

In einem solchen Fall ist sofortiges Handeln vonnöten. Bewahre den herausgefallenen Zahn am besten im Mund auf und suche unverzüglich einen Zahnarzt oder eine Zahnklinik auf.

Zähne, die im Kieferknochen verschwunden sind, weil sie durch einen Sturz dorthin gedrückt wurden, kommen meist nach einiger Zeit von selbst wieder heraus, jedoch muss ein Zahnarzt sich die Region anschauen. Auch wenn man den in den Kiefer hineingedrückten Zähnen gerade nicht helfen kann, so sind meist in der Nachbarregion Verletzungen vorhanden, die versorgt werden sollten.

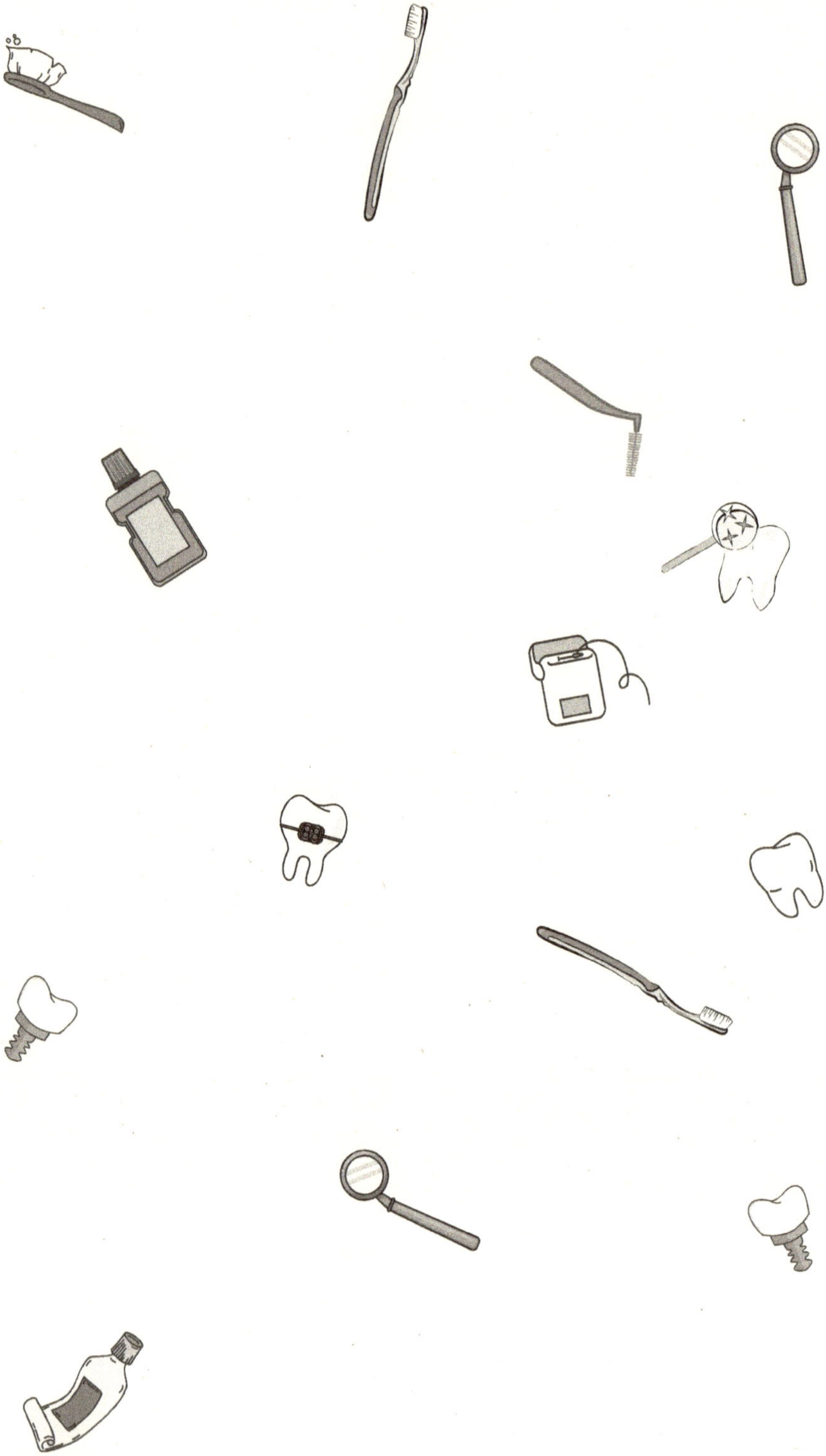

VI

EIN STRAHLENDES LÄCHELN – FRAGEN ZUR ÄSTHETIK

81 Was versteht man unter Zahnbleaching?

Zahnbleaching ist ein kosmetisches Verfahren, welches die Zähne aufhellt. Obwohl es auch Möglichkeiten gibt, Zähne auf natürliche Weise aufzuhellen, sind mit diesem Begriff tatsächlich die chemischen Verfahren gemeint, die schnelle Resultate erzielen. Beim In-Office-Bleaching erreichen wir die größte Aufhellung; es sind bis zu neun Nuancen möglich. Beim Zahnbleaching handelt es sich um eine rein ästhetische Zahnbehandlung. Aus diesem Grund beteiligen sich Krankenkassen und Versicherungen nicht an den Kosten. Diese sind rein privat zu begleichen. Das In-Office-Bleaching kostet je nach Praxis und Material zwischen 300 und 700 Euro, das Home-Bleaching je nach Produkt und Schiene zwischen 200 und 400 Euro.

82 Welche Bleachingverfahren gibt es und wer darf sie durchführen?

Wir unterscheiden zwischen drei Arten des Zahnbleachings. Die erste Methode kannst du selbst zu Hause vornehmen, nachdem deine Zahnärztin/dein Zahnarzt wichtige Vorbereitungen vorgenommen hat. Die beiden anderen Verfahren werden in der Zahnarztpraxis durchgeführt. Ich empfehle dringend, dies tatsächlich in einer Zahnarztpraxis zu tun, auch wenn manchmal Bleachingstudios mit günstigen Angeboten locken. Nur ein Zahnarzt kann feststellen, ob die Zähne gesund sind und sich für das Bleaching eignen. Während das Zahnbleaching bei gesunden Zähnen und professionell durchgeführt ungefährlich ist, kann es bei Nichtbeachtung dieser Regeln sehr schmerzhaft und unbefriedigend sein.

Home-Bleaching: Das Home-Bleaching-Verfahren wendet der Patient selbstständig zu Hause an. Dafür benötigt man eine Zahnschiene, die individuell angefertigt wird, und ein Bleachingmaterial. Beides erhält der Patient in der Zahnarztpraxis. Es ist wichtig, dass die Schiene am Zahnfleischrand gut abschließt, damit das Material nicht herausfließen kann, was zu schmerzhaften Verätzungen des Zahnfleisches führen kann. Das ist auch der Grund, warum für dieses Verfahren ein niedrigprozentiges Bleachinggel verwendet wird. Um eine sichtbare Zahnaufhellung zu erreichen, wird die Schiene über mehrere Wochen zwischen ein bis acht Stunden täglich getragen.

In-Office-Bleaching: Dies ist das wirkungsvollste Verfahren. Es darf nur unter Aufsicht eines Zahnarztes in der Praxis angewendet werden, da hochprozentige Bleachinggele verwendet werden. Zahnfleisch und sensible Zahnhälse werden mit einem speziellen Mittel abgedeckt. Das Bleachinggel wird direkt auf die Zahnoberfläche aufgetragen und häufig noch mit einer speziellen Lampe beleuchtet. Ein großer Vorteil des In-Office-Bleachings: Nach bereits einer Stunde ist ein tolles Ergebnis erreicht worden. Das Ergebnis des In-Office-Bleachings kann beeinflusst und vorherbestimmt werden.

Walking-Bleach-Methode: Während die ersten zwei Verfahren bei vitalen – also lebenden – Zähnen vorgenommen werden, kommt das dritte Verfahren nur bei devitalen – also toten, wurzelbehandelten – Zähnen zum Einsatz. Hierbei wird ein spezielles, hoch dosiertes Bleachingmaterial für einige Tage in den Zahn eingebracht. Der Zahn wird dafür aufgebohrt und für die Dauer des Bleachings provisorisch verschlossen. Am Ende entfernt man das Bleachingmaterial und verschließt den Zahn dauerhaft mit einer Kunststofffüllung. Voraussetzung für dieses Verfahren ist eine dichte Wurzelfüllung.

83 Für wen ist Zahnbleaching geeignet?

Grundsätzlich ist das Bleaching der Zähne für jeden geeignet. Professionell durchgeführt ist es eine risikoarme und schonende Art, Zähne und Lächeln zu verschönern. Vor einem Zahnbleaching sollte eine professionelle Zahnreinigung durchgeführt werden. Karies und Zahnfleischerkrankungen sollten beseitigt worden sein.

Zahnersatz allerdings lässt sich nicht aufhellen. Kronen, Implantate, Veneers, aber auch Füllungen, behalten ihre Farbe und müssen eventuell angepasst werden.

84 Welche Risiken birgt das Zahnbleaching?

Professionell durchgeführt, ist das Zahnbleaching unbedenklich. Wobei die Betonung auf »professionell« liegt, denn nur ein Zahnarzt oder eine Zahnärztin kann vorher sicherstellen, dass wirklich keine Karies vorhanden ist und das Zahnfleisch sowie sensible Bereiche an Zahn und im Mund abgedeckt werden. Nach dem Bleaching werden den ausgetrockneten Zähnen Mineralien in Form von Lacken oder Gelen zugeführt. Dadurch werden sie widerstandsfähiger und unempfindlicher.

Auch wenn das Bleaching perfekt durchgeführt worden ist, können die Zähne über die Dauer von 48 Stunden empfindlicher reagieren. Weiterhin kann es zu Reizungen kommen, wenn das Bleachinggel die Schleimhaut berührt hat.

85 Wie lange hält das Bleachingergebnis an?

Dies ist stark von der Ernährung und den Pflegegewohnheiten abhängig. Von einem bis hin zu mehreren Jahren ist alles möglich. Sollte das Bleachingergebnis bereits nach wenigen Tagen verloren gehen, empfehle ich, den Zahnarzt oder die Zahnärztin aufzusuchen. Möglicherweise kann er kulanterweise noch einmal die Zähne aufhellen. In wenigen Fällen ist die Struktur des Schmelzes ungeeignet für das Bleachingmaterial. In der Regel erkennt ein erfahrener Zahnarzt dies sofort und rät vom kostspieligen Bleachingverfahren ab.

Mythos

»WENN MAN EINMAL MIT DEM ZAHNBLEACHING ANGEFANGEN HAT, MUSS MAN ES IMMER WEITER WIEDERHOLEN« – STIMMT DAS?

Zum Glück nicht. Es ist nicht so wie beim Haarfärben. Nach dem Bleaching werden die Zähne mit der Zeit nach und nach wieder dunkler – besonders durch Kaffee, Tee, Nikotin und Rotwein –, jedoch hast du es durch dein Verhalten und deine Ernährung selbst in der Hand, wie schnell dies geschieht. Du darfst jederzeit nachbleachen, musst es jedoch nicht.

86 Welche natürlichen Bleachingmethoden gibt es?

Es muss nicht immer der Griff zur teuren Chemie sein. Speziell bei sehr empfindlichen Zähnen empfehle ich die natürlichen Varianten für strahlende Zähne. In der Tat werden Zahnverfärbungen durch den Einsatz von Kokosnussöl reduziert. Ich empfehle daher eine entsprechende Zahnpasta oder das Öl zum Ölziehen zu verwenden.

87 Was muss ich nach dem Zahnbleaching beachten?

Nach dem Zahnbleaching sind die Zähne besonders empfindlich für Verfärbungen. Ein gebleichter Zahn ist ausgetrocknet und nimmt wie ein Schwamm Farbstoffe aus der Nahrung auf. Aus diesem Grund solltest du bis 48 Stunden nach dem Zahnbleaching besonders darauf achten, was du isst. Verzichte möglichst auf alles, was viele Farbpigmente enthält. Kaffee, Tee, Nikotin, Rotwein und farbintensive Soßen und natürlich auch Kurkuma sollten in dieser Zeit gemieden werden. Wähle lieber helle Speisen und Getränke. Du kannst es dir auch so merken: Alles, was ein weißes T-Shirt verfärben würde, färbt auch deine Zähne.

Auch für die Zukunft und natürlich auch für Zähne, die nicht gebleacht wurden, habe ich drei Tipps, die dir helfen, deine Zähne möglichst lang hell und strahlend zu erhalten.

Meine drei Tipps für weiße Zähne

1. Nimm nach dem Genuss von farbintensiven Getränken und Speisen einen Schluck Wasser und bewege diesen für einige Sekunden im Mund. Wenn du zum Beispiel Rotwein trinkst, empfehle ich dir, zwischendurch immer wieder etwas Wasser zu trinken.
2. Du kannst bei farbintensiven Getränken oder Smoothies auch einen Strohhalm verwenden.
3. Putze deine Zähne mit einer Zahnpasta, die Kokosnussöl enthält, achte dabei auf gute Qualität. Alternativ oder auch zusätzlich kannst du das Ölziehen mit Kokosnussöl durchführen. Die Laurinsäure im Kokosnussöl bindet Farbstoffe, die sich auf den Zähnen und in der obersten Schmelzschicht abgelagert haben. Dadurch werden die Zähne wieder hell.

88 Kann ich meine Zähne mit Veneers verschönern, wenn das Bleaching nicht ausreicht oder ich mit der Form der Zähne nicht zufrieden bin?

Die Lösung sind meist Keramikveneers. Das sind hauchdünne Schalen aus Keramik, die von außen auf die Schneidezähne geklebt werden. Für diese Maßnahme werden die Zähne in der Regel leicht beschliffen. Es gibt jedoch auch die Möglichkeit der sogenannten »Non-Prep-Veneers«, bei denen die Oberfläche überhaupt nicht beschliffen wird. In dem Fall ist zu bedenken, dass die Zähne dicker werden und die Lippen mehr aufliegen. In manchen Fällen mag das erwünscht sein – meist jedoch nicht. Ich denke, es versteht sich von selbst, dass die frei käuflichen fertigen Veneers, die ähnlich einer Zahnschiene miteinander zusammenhängen und welche auf die Zähne aufgestülpt werden, keine Alternative zur zahnärztlichen Versorgung sind und höchstens zum Fasching verwendet werden können. Die von einem Zahntechniker individuell hergestellten und vom Zahnarzt eingebrachten Veneers sind hauchdünne Kunstwerke. Sie werden meist im sichtbaren Zahnbereich eingesetzt. In der Regel sind sie maximal einen halben Millimeter dick. Sie können bei leichten Fehlstellungen verwendet werden, bei zu kurzen Zähnen oder ungleichmäßigen Zahnabständen. Ebenso können damit oberflächliche Zahnschmelzschäden oder starke Verfärbungen, die anders nicht zu beheben sind, verdeckt werden.

Vorteil: Anders als für eine Krone muss der Zahn nicht umfangreich beschliffen werden; es bleibt also mehr Zahnsubstanz erhalten. Deshalb können Veneers eine Alternative für Teilkronen sein, etwa bei Kariesschäden oder wenn Zähne durch einen Sturz geschädigt wurden. In dem Fall erhalten gesetzlich Versicherte auch den Festzuschuss, den die Krankenkassen etwa für eine Teilkrone zahlen würden.

Befestigung: Veneers werden auf den Zahn aufgeklebt – ähnlich einer Kunststofffüllung oder Keramikkrone. Dies ist nicht schmerzhaft, jedoch etwas aufwendig: Nachdem der Zahn vorbereitet und beschliffen worden ist, wird ein Abdruck oder ein Scan genommen. Der Zahntechniker stellt das Veneer im Labor her und in der Zwischenzeit trägt der Patient ein Provisorium aus Kunststoff. Nach einigen Tagen sind die Keramikschalen fertig und werden ähnlich einer Keramikkrone mit dem Zahn verklebt.

Haltbarkeit: Die Haltbarkeit von Veneers ähnelt der von Teilkronen und hängt stark vom Gebrauch und der Pflege ab. 10 bis 30 Jahre können die Veneers halten. Sollte sich eine Keramikschale lösen, kann sie in der Regel wieder befestigt werden.

Pflege: Keramikveneers werden genauso gepflegt wie eigene Zähnen. Man sollte jedoch noch etwas gewissenhafter darauf achten, die Zahnzwischenräume und die Bereiche am Zahnhals zu reinigen. Grobkörnige Zahnpasta sollte nicht verwendet werden. Grundsätzlich kann mit Keramikveneers alles abgebissen werden, jedoch empfehle ich bei sehr harten Krusten, Nüssen und Ähnlichem doch etwas vorsichtiger zu sein.

In diesen Fällen sind Veneers geeignet:

- Zahnverfärbungen
- leichte Zahnfehlstellungen
- Zahndefekte
- kleine Zahnlücken
- Abplatzen und Absplitterung am Zahnschmelz
- unregelmäßige Zahnoberflächen
- zu kurze Zähne
- Zahnerosionen

Hier sind Veneers nicht geeignet:

- Bruxismus (starkes Zähneknirschen), wenn keine Zahnschiene getragen wird
- Nägelkauen
- Sportarten, bei denen große Gefahr von Verletzungen der Frontzähne besteht

89 Kann ich meine Zahnstellung auch im Erwachsenenalter korrigieren lassen?

Viele glauben, Zahnspangen und Zahnkorrekturen könnten nur bei Kindern und Jugendlichen durchgeführt werden, da sich diese im Wachstum befinden. Dem ist nicht so. Du kannst dich bis ins hohe Alter einer kieferorthopädischen Behandlung unterziehen. Wichtig ist allerdings, dass diese von einem Kieferorthopäden oder kieferorthopädisch tätigen Zahnarzt begleitet wird. Es gibt im Internet immer mehr Angebote, bei denen eine professionelle Untersuchung und Beratung umgangen wird. Dies kann schwerwiegende Folgen haben. Wie ich bei der Beschreibung der CMD-Therapie erwähne, haben die Zahnstellung und der Biss einen direkten Einfluss auf die Körperstatik. Je nachdem, welche Zahnkorrekturen durchzuführen sind, bedarf es einer umfangreicheren Planung oder einer Begleittherapie. Es gibt verschiedene Gründe, warum sich Erwachsene für eine Zahnspange entscheiden:

Medizinische Gründe

- Die Zahnstellung begünstigt Parodontitis, weil die Zähne sehr eng und verschachtelt stehen.
- Es liegt eine Funktionsstörung vor und durch die kieferorthopädische Behandlung soll die Kauebene verändert werden, um die Statik zu verbessern.
- Es liegt ein offener Biss vor und das Abbeißen sowie Zerkauen der Speisen ist behindert.
- Es liegt ein sehr tiefer Biss vor, bei dem die unteren Schneidezähne in den Gaumen beißen, was Schmerzen verursacht.
- Aufgrund eines Kreuz- oder eines starken Vorbisses beißt sich der Betreffende in die Wange oder Lippe und hat Schwierigkeiten bei der Nahrungsaufnahme.
- Ein starker Engstand erhöht das Kariesrisiko.
- Psychische Faktoren aufgrund schiefer Zähne bedingen eine soziale Isolierung.
- Ein »Gummy Smile« liegt in Verbindung mit psychischen Faktoren vor. Bei einem Gummy Smile wird beim Sprechen und Lachen sehr viel Zahnfleisch sichtbar.

Ästhetische Gründe

- Der Betreffende fühlt sich einfach unwohl, weil die Zähne schief stehen, und mag gar nicht lachen.
- Durch die schief stehenden Zähne kommt es sehr schnell zu Verfärbungen, was zusätzlich unschön ist.

Möglichkeiten der Zahnkorrektur im Erwachsenenalter

Grundsätzlich stehen einem Erwachsenen die gleichen Möglichkeiten zur Verfügung wie Jugendlichen. Im Erwachsenenalter wird allerdings nicht mit den herkömmlichen lockeren Zahnspangen gearbeitet, da diese auf das Kieferwachstum ausgerichtet sind. Es kommen feste Zahnspangen und Alignersysteme zur Anwendung.

Eine der gängigsten Methoden, Zähne zu begradigen, ist die Behandlung mit fest sitzenden Zahnspangen, die auf der Außen- oder Innenseite der Zähne befestigt werden. Die Schlösser, welche auf den Zahn geklebt werden, gibt es aus Metall (Metallbrackets) und Keramik (Keramikbrackets). Durch die exakte Platzierung der Brackets auf den Zahn und das Einligieren eines Drahtbogens werden die Zähne innerhalb eines gewissen Zeitraums in die gewünschte Position gebracht. Die Behandlung ist abhängig von der jeweiligen Zahnstellung und kann von wenigen Monaten bis zu einigen Jahren dauern. Da diese Zahnspange fest an den Zähnen sitzt, wirkt sie permanent. Sie ist für nahezu alle Korrekturmaßnahmen einsetzbar. Alle vier bis sechs Wochen finden eine Kontrolle und ein Wechsel der Bögen beim Kieferorthopäden statt. Wenn die Apparatur von außen an den Zähnen angebracht ist, sieht man sie. Handelt es sich um Keramikbrackets, ist es nur der Metallbogen, der ins Auge fällt. Dies ist für viele ein No-Go. Es gibt daher auch die Möglichkeit, die Schlösser von innen am Zahn anzubringen. In dem Fall ist von außen nichts sichtbar. Allerdings ist diese Technik ein Spezialgebiet, welches nicht jeder Kieferorthopäde beherrscht und nur dann möglich ist, wenn innen im Mund genügend Platz ist. Wenn zum Beispiel deine Zunge auch ohne Zahnspange zu wenig Platz hat, immer gegen die Zähne drückt und der Gaumen sehr eng ist, wird es sehr schwierig, eine solche Zahnspange anzubringen. Aufgrund des Platzmangels kann es darüber hinaus zu Sprachstörungen kommen.

Es gibt dann noch die Möglichkeit der Aligner-Schienen. Die herausnehmbaren, unsichtbaren Aligner-Schienen zur Zahnkorrektur werden immer beliebter. Auf diese Weise ist es möglich, als Erwachsene/r eine Zahnkorrektur zu erhalten, ohne dass es andere mitbekommen und ohne die lästigen Nachteile einer festen Zahnspange.

Aligner-Schienen gibt es von verschiedenen Firmen. Sie sind schon seit vielen Jahren erhältlich, jedoch erleben sie in der vergangenen Zeit durch diverse Marketingmaßnahmen einen Boom.

Durch einen digitalen Scan oder einen gewöhnlichen Alginat-Abdruck der Zahnreihen wird ein Modell der Zähne erstellt, aufgrund dessen die Zahnbewegungen und das Endergebnis bis ins letzte Detail geplant werden können. In jeder Schiene ist eine kleine Zahnbewegung eingearbeitet, die nach und nach die Zähne in die Endposition bewegt. In der Alignertherapie ist der Patient in der Eigenverantwortung. Er bekommt Schienen für vier bis sechs Wochen mit nach Hause und wechselt diese selbstständig. Sie müssen 20 bis 22 Stunden am Tag getragen werden und werden lediglich zum Essen und Zähneputzen herausgenommen. Dies ist ein enormer Vorteil, der sich aber auch zum Nachteil wenden kann. Der Kieferorthopäde ist darauf angewiesen, dass der Patient die Schienen wirklich trägt. In der Regel geschieht das auch, denn er wünscht sich den Erfolg am allermeisten.

Mit Aligner-Schienen lassen sich fast alle Zahn- und Kieferfehlstellungen in jedem Alter korrigieren. Die Behandlungszeit hängt stark von der Zahnfehlstellung ab und variiert, wie auch bei den festsitzenden Apparaturen, zwischen wenigen Monaten und mehreren Jahren.

Kosten einer Zahnspange für Erwachsene sind individuell sehr unterschiedlich, jedoch liegen die Kosten meist bei mehreren Tausend Euro. Die Krankenkassen übernehmen eine kieferorthopädische Behandlung bei Erwachsenen nur in Ausnahmefällen. Wenn der Kieferorthopäde belegen kann, dass ausschließlich eine kombiniert kieferorthopädisch-kieferchirurgische Therapie erfolgreich ist und der Patient die Behandlung unbedingt benötigt, kann es zu einer Bewilligung kommen.

90 Was ist ein Zahnpiercing?

Der Begriff Zahnpiercing wird allgemein für Zahnschmuck verwendet. Zahnschmuck gibt es aus unterschiedlichen Materialien und in verschiedenen Ausführungen. Es handelt sich um Schmuckstücke, die auf die Zähne aufgeklebt oder aufgelegt werden. In der Regel müssen die Zähne dafür nicht angebohrt oder in irgendeiner Weise beschädigt werden. Das Entfernen eines solchen Schmuckstücks hinterlässt höchstens einige Kratzer auf dem Zahnschmelz, sehr häufig jedoch gar keine Spuren. Dies gilt natürlich nur, wenn der Zahnschmuck professionell in einer Zahnarztpraxis angebracht und auch wieder entfernt wird. Die

Kosten für den Zahnschmuck sind individuell sehr unterschiedlich. Abhängig vom Verfahren und Material kannst du zwischen 50 und einigen Tausend Euro ausgeben.

Zahnschmuck im Überblick

Schmuckstück	Verwendete Materialien	Besonderes
Steinchen	▶ Kristallglas ▶ Edelsteine ▶ Diamanten	Werden meistens einzeln auf einen Eck- oder Schneidezahn geklebt.
Dazzler	▶ Gold ▶ Silber	Es gibt unzählige Figuren zur Auswahl. Individuelle Dazzler können von einem Zahntechniker hergestellt werden.
Twinkles	▶ Glas ▶ Edelsteine ▶ Weißgold ▶ Gelbgold ▶ Diamanten ▶ Svarovski-Steinchen	Sternchen Herzchen Tiermotive
Zahn-Tattoos	Gold- oder Silberfolie	Kleine Bilder, die individuell von einem Zahntechniker angefertigt werden
Grills	Metallkappen aus Gold, Silber, Platin oder Stahl, häufig mit weiteren Verzierungen aus Edelsteinen	Metallkappen, die über die Zähne gestülpt werden. Sie sind herausnehmbar und sollten nicht beim Essen getragen werden.

Anbringen von Zahnschmuck

Das Anbringen der Steinchen und Figuren dauert etwa 15 Minuten. Es ist vollkommen schmerzfrei. Ich empfehle allerdings im Vorfeld eine professionelle Zahnreinigung durchzuführen und direkt im Anschluss den Zahnschmuck anzubringen. Er wird auf den Zahn geklebt, nachdem die Oberfläche vorher mit einer schwachen Säure behandelt worden ist.

Keine Sorge, der Zahn wird dadurch nicht empfindlich, denn erstens befinden wir uns beim Anbringen von Zahnschmuck an der Oberfläche des Zahns (im Zahnschmelz) und zweitens wird der angeätzte Bereich gleich im Anschluss mit dem Kleber versiegelt.

Pflegetipps

Die Pflege ist nicht aufwendig, allerdings sollte sie sorgfältig betrieben werden. Schließlich weisen die Sternchen und Figuren eine unregelmäßige Oberfläche auf. An dieser sammeln sich gern Beläge an. Damit die Gefahr für Karies und Parodontitis nicht steigt, solltest du den Zahnschmuck gründlich putzen. Der Schmuck, welcher fest am Zahn angebracht ist, wird wie gewohnt mit der Zahnbürste gereinigt. Grills werden außerhalb des Mundes in der Hand gereinigt. Am besten funktioniert das mit einer Bürste und etwas Seife. Zusätzlich kannst du sie in ein kleines Ultraschallbad legen. Solche Ultraschallbäder sind nicht teuer. Die Investition lohnt sich, denn du kannst in ein solches Bad auch andere Schmuckstücke oder deine Zahnschiene legen.

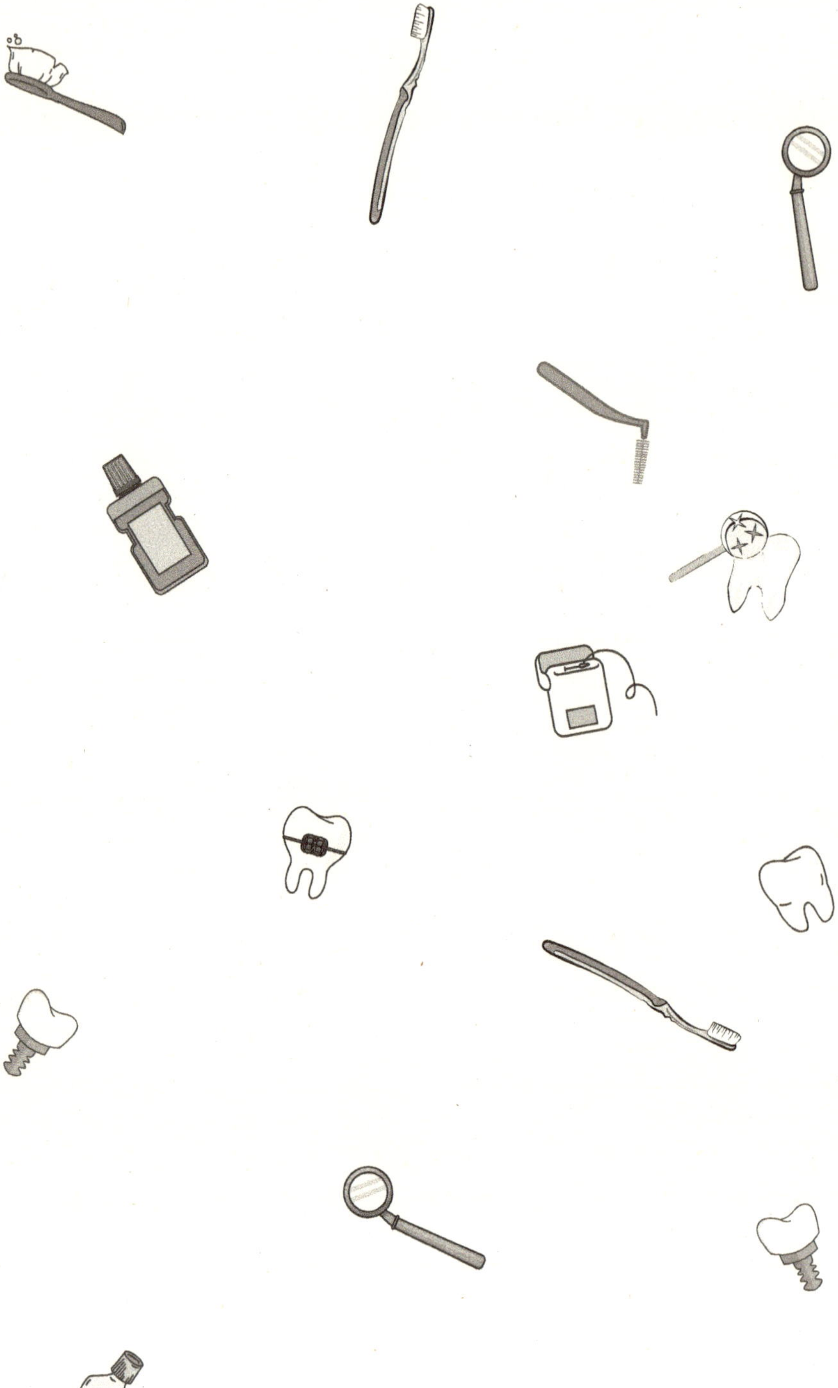

VII

FINANZIELLES – KOSTEN DER ZAHNBEHANDLUNG

91 Wer bezahlt meinen Zahnarztbesuch?

Für viele ist der Zahnarztbesuch auch deswegen mit Angst verbunden, weil sie Angst vor den Kosten haben. Wer sich nicht kümmert – weder um seine Zähne noch um die Finanzen –, erlebt tatsächlich manchmal eine böse Überraschung. Aus diesem Grund ist es wichtig, sich auch mit diesem Bereich etwas zu beschäftigen.

Die gesetzlichen Krankenkassen bezahlen das, was medizinisch notwendig ist. Dies sind vor allem alle Notfallmaßnahmen, wie beispielsweise das Entfernen eines schmerzenden Zahns oder das Entfernen des Zahnnervs bei einer Wurzelentzündung. In der Füllungstherapie sind noch immer die Amalgamfüllungen gesetzliche Regelleistung im Seitenzahngebiet. Einige Kassenleistungen müssen vor Behandlungsbeginn bei der Krankenkasse schriftlich beantragt werden. Dazu zählen zum Beispiel die Parodontitisbehandlung und Zahnersatz.

Die Krankenkassen zahlen dem Versicherten einen sogenannten befundbezogenen Festzuschuss. Für jeden Befund ist eine Standardtherapie (Regelversorgung) vorgesehen. Hiervon übernimmt die Krankenkasse immer die Hälfte der Zahnarztkosten. Regelversorgung bedeutet: einfache Ausführung und preiswertes Material. Entscheidet sich der Patient für eine höherwertigere Versorgung, entstehen Mehrkosten, die privat bezahlt werden, außer der Betreffende hat eine Zusatzversicherung, die sich an den Mehrkosten beteiligt.

Wann die Krankenkasse zahlt

- Trotz vieler Einschränkungen gibt es von der Zahnsteinentfernung bis zur Kieferorthopädie viele Leistungen, die teilweise oder ganz von den gesetzlichen Kassen bezahlt werden.
- Die gesetzlichen Krankenkassen bezahlen das, was medizinisch notwendig ist. Kostenpflichtige Zusatzangebote beinhalten oft nur einen ästhetischen Mehrwert und weniger einen zusätzlichen medizinischen Nutzen.
- Einige Kassenleistungen müssen vor Behandlungsbeginn bei der Krankenkasse schriftlich beantragt werden.

- Alle Leistungen, die über die gesetzlichen Regelleistungen hinausgehen und somit mit Kosten für den Patienten verbunden sind, müssen dem Betreffenden im Vorfeld genannt werden – am besten wird ein schriftlicher Kostenvoranschlag erstellt.

Kassenleistungen beim Zahnersatz

»Die Kassenleistung ist die preiswerteste Lösung beim Zahnersatz und wissenschaftlich abgesichert. Im Härtefall ist sie kostenfrei.« Das sagt die Verbraucherzentrale. Jedoch ist die preiswerteste Lösung meist nicht diejenige, die am besten sitzt und mit der man am besten kauen kann.

Die Krankenkassen ermitteln jedes Jahr neu, wie hoch der Festzuschuss sein darf. Aus diesem Grund muss ein sogenannter Heil- und Kostenplan aufgestellt werden. Dieser muss vor Behandlungsbeginn zur Bewilligung an die Krankenkasse gesendet werden.

Für jeden Befund hat das oberste Beschlussgremium von Krankenkassen, Ärzten und Zahnärzten festgelegt, was die Regelversorgung ist. Diese muss laut Sozialgesetzbuch ausreichend, zweckmäßig und wirtschaftlich sein.

Anspruch auf Regelversorgung

Was bei Kronen, Brücken und Prothesen Standardtherapie ist, heißt Regelversorgung. Diese ist von Krankenkassen und Zahnärzteschaft festgelegt und darauf haben Versicherte einen gesetzlichen Anspruch. Ist eine Krone oder Brücke im Seitenzahnbereich nötig, wird ein Nicht-Edelmetall als Regelversorgung verwendet – nicht nur, weil es preiswert ist, sondern auch, weil es bei Lebensdauer, Stabilität und Passgenauigkeit gute Ergebnisse erzielt. Im sichtbaren Zahnbereich bezuschussen die Kassen eine zahnfarbene Teilverblendung.

Die »Gleichartige« und »andersartige« Versorgung

Wenn eine zahnärztliche Arbeit über die Regelversorgung hinausgeht, wird weiterhin zwischen der gleichartigen und andersartigen Versorgung unterschieden. Demnach gibt es jenseits der Regelversorgung zwei Möglichkeiten:

- Die **»gleichartige Versorgung«** ist eine Lösung, welche die Kassenleistung beinhaltet, aber auch zusätzliche Leistungen. Wenn etwa eine Metallkrone oder -Brücke im Seitenzahnbereich keramisch verblendet wird, ist das mehr als die Kassenleistung, aber immer noch eine Krone oder Brücke. Dann rechnet der Zahnarzt nur die Zusatzkosten für eine Verblendung privat ab, den Rest gesetzlich.
- Die **»andersartige Versorgung«** ist eine Lösung, die komplett anders ist als die Kassenleistung. Auch dann erhält man den Festzuschuss, aber der gesamte Eingriff wird nach der privaten Gebührenordnung für Zahnärzte (GOZ) berechnet. Beispiel: Eine Einzelzahnlücke wird mit einem Implantat geschlossen statt mit einer Brücke oder größere Lücken werden mit einer fest sitzenden Brücke geschlossen statt mit einer herausnehmbaren Teilprothese.

92 Was sind IGeL-Leistungen?

Als IGeL-Leistungen werden Leistungen bezeichnet, die ein Arzt erbringen kann, die jedoch nicht im Leistungskatalog der gesetzlichen Krankenkassen erfasst sind. Diese Individuellen Gesundheitsleistungen müssen vom gesetzlich Versicherten selbst bezahlt werden, wenn er sie in Anspruch nimmt.

Es gibt zwar Listen, auf denen verschiedene IGeL-Leistungen zusammengetragen sind, jedoch ist diese sehr unübersichtlich und nicht vollständig, denn Ärzte können Zusatzleistungen anbieten, die sie entweder selbst entwickelt oder von Firmen übernommen haben. Der Leistungskatalog ist breit gefächert und ändert sich ständig. Patienten haben kaum eine Chance, den medizinischen Nutzen sowie Qualität und Preis der Angebote zu überprüfen und miteinander zu vergleichen. Dies ist auch der Grund, warum IGeL-Leistungen häufig als »nutzlos« und »Geldmacherei« bezeichnet werden. Grundsätzlich können IGeL-Leistungen in zwei Gruppen unterteilt werden:

Leistungen, welche die gesetzlichen Krankenkassen nicht bezahlen, die jedoch sehr sinnvoll für den Behandlungserfolg sind. Es handelt sich in der Regel um Behandlungsverfahren, die mit modernen, innovativen Verfahren durchgeführt werden, die es noch nicht gab, als der Gebührenkatalog der Krankenkassen erstellt worden ist. In der Zahnarztpraxis wären das zum Beispiel: professionelle Zahnreinigung, Sauerstoff- oder Ozontherapie bei Parodontitis, Spülungen von Wurzelkanälen. Auch Zahnimplantate sind keine Kassenleistungen, bringen dem Betroffenen jedoch eine sehr viel höhere Lebensqualität als Prothesen und sind daher im Einzelfall sehr sinnvoll.

Leistungen, die auf Verlangen durchgeführt werden, medizinisch jedoch nicht notwendig sind. Dies sind zum Beispiel alle Maßnahmen, die aus ästhetischen Gründen durchgeführt werden. Auf den Zahnarzt bezogen wären das: Zahnbleaching, Zahnschmuck, Versorgung der Schneidezähne mit Veneers.

93 Wann lohnt sich eine Zahnzusatzversicherung?

Ob Krone, Brücke oder Implantat – Zahnersatz ist teuer, wenn man ihn selbst zahlen muss. Da kann die richtige Zahnzusatzversicherung schon sehr helfen. Aus diesem Grund zählen Zahnzusatzversicherungen zu den beliebtesten Versicherungen, die in Deutschland abgeschlossen werden. Jedoch machen viele Menschen Fehler bei der Auswahl und dem Abschluss und sind enttäuscht, wenn es darum geht, eine Leistung von der Versicherung zu erhalten. Oftmals wird nicht bedacht, dass die Versicherung eine Wartezeit und/oder einen Staffeltarif hat. Da sich viele Menschen der Preise für Zahnersatz nicht bewusst sind, schließen sie viel zu niedrige Versicherungen ab und müssen am Ende doch alles aus eigener Tasche bezahlen. Davor möchte ich dich bewahren.

Tipps für den Abschluss einer Zahnzusatzversicherung

1. Bitte schließe die Versicherung unbedingt rechtzeitig ab. Mit rechtzeitig meine ich: Zu diesem Zeitpunkt sollte kein Behandlungsbedarf bestehen. Deine Zähne sollten weitestgehend gesund sein. Bedenke, dass die Versicherung die Zahnärztin befragt, wenn es zu einer Leistungserbringung kommt. Sie befragt auch mehrere Zahnärzte, wenn du bei mehreren gewesen bist. Selbstverständlich sind die Zahnärzte dazu verpflichtet, wahrheitsgemäß auszusagen. Schließlich können deren Aussagen durch Röntgenaufnahmen und Befunde überprüft werden.
2. Achte darauf, dass die Versicherung nicht nur dann leistet, wenn die gesetzliche Krankenkasse zahlt. Wünschenswert wäre, wenn sie dich auch bei folgenden Leistungen unterstützt: professionelle Zahnreinigung, Wurzelbehandlung, Leistungen aus der Parodontitistherapie wie Ozon-, Sauerstoff- Helbo-Behandlung und Knochenaufbau. Achte darauf, dass die Leistungen, die deinen zukünftigen Bedürfnissen entsprechen, Leistungsinhalt des Tarifs sind. Besprich dich mit deiner Zahnärztin. Sie kann am besten abschätzen, was deine Zähne in Zukunft benötigen werden.
3. Die monatlichen Kosten für eine Zahnzusatzversicherung liegen zwischen 10 bis 40 Euro.

Wer eine Zahnzusatzversicherung abschließen möchte, muss häufig Gesundheitsfragen beantworten. Meistens handelt es sich dabei um Fragen, ob Zähne schon durch Implantate oder Brücken ersetzt wurden, ob man derzeit in Behandlung bei einem Zahnarzt ist oder eine Behandlung angeraten wurde. Gesundheitsfragen helfen den Versicherern, das Risiko des Interessenten einzuschätzen und zu prüfen, zu welchen Bedingungen eine Zahnversicherung abgeschlossen werden kann. Diese Fragen wahrheitsgemäß zu beantworten ist sehr wichtig. Häufig werden auch den Zahnärzten, die du aufgesucht hast, derartige Fragen gestellt – spätestens bei der Einreichung des ersten Kostenvoranschlages. Daher bedenke: Wenn du eine Zahnzusatzversicherung abschließen möchtest, tue dies rechtzeitig und weit im Voraus, solange noch gar kein Behandlungsbedarf besteht.

Wenn die Versicherung nicht bezahlen will

Mein wichtigster Rat in einem solchen Fall ist: Sprich mit deiner Zahnärztin. Das schlechteste, was du tun könntest, wäre, einfach nichts zu tun oder die Praxis zu verlassen und nach einer Praxis zu suchen, die dir einen günstigeren Kostenvoranschlag macht. Denn du weißt nie, welche Qualität hinter einem Lockangebot steckt. Ein gutes Vertrauensverhältnis ist bei der Zahnbehandlung sehr wichtig, und genau aus diesem Grund kannst du auch ganz offen mit deiner Zahnärztin oder deinem Zahnarzt über die Kosten sprechen. Ganz bestimmt findet er eine passende Lösung. Vielleicht kann man die Behandlung in Teilschritte aufteilen oder leicht verändern. Meistens gibt es verschiedene Möglichkeiten, die mit unterschiedlichen Kosten verbunden sind. Zusätzlich bieten sehr viele Praxen eine Ratenzahlung an. Manchmal reicht es auch schon, der Versicherung eine weitere Erklärung und Begründung für die geplante Therapie zu liefern.

94 Wie gut sind Zahnbehandlungen im Ausland?

Es ist sehr schwierig, eine pauschale Antwort auf diese Frage zu geben. Meine Erfahrungen mit ausländischem Zahnersatz sind negativ. Die Materialien entsprachen nicht dem Qualitätsstandard, den ich meinen Patientinnen und Patienten zukommen lassen möchte. Die Passung ließ ebenso zu wünschen übrig. Nun gibt es selbstverständlich auch im Ausland sehr gute Zahnärzte. Dies ist unbestritten. Es kommt sicherlich immer darauf an, was, wo, von wem und in welcher Zeitspanne durchgeführt wird. Möchtest du dich im Ausland behandeln lassen, um Kosten zu sparen, bitte ich dich Folgendes zu bedenken, um die damit verbundenen Risiken besser einschätzen zu können:

Eine deutsche Zahnarztpraxis ist verpflichtet, eine Mindestgarantie von zwei Jahren auf die entsprechende Behandlung zu geben. Dies ist gesetzlich geregelt. Das bedeutet: Wenn innerhalb von zwei Jahren eine Füllung, Krone, Brücke oder Prothese erneuert werden muss, übernimmt die Praxis dies ohne nochmalige Berechnung. Die meisten Zahnärzte sind jedoch viel kulanter und gewähren eine viel längere Garantie.

Materialien und Arbeitsweisen können sehr unterschiedlich sein. In Deutschland unterliegen die Praxen und Zahnärzte einem sehr hohen Qualitätsstandard, der streng geprüft wird. Dies ist im Ausland nicht so. Wir könnten beim Zahnersatz mit Stolz das Zeichen »Made in Germany« daraufsetzen.

Vor- und Nachbehandlungen beim Zahnersatz sind ohne weitere Berechnung durchzuführen. Dies ist natürlich schwierig, wenn der Zahnarzt im Ausland ist und dein Urlaub vorbei ist. Es rechnet sich sicherlich nicht, für eine Kontrolle, eine kleine Nachkorrektur des Bisses oder die Entfernung einer störenden Kante ins Ausland zu reisen.

Ein sehr gutes Beispiel sind Implantate, die im Ausland schnell eingesetzt werden. Es gibt Implantate in sehr vielen unterschiedlichen Ausführungen, Qualitäten und Preisklassen. Davon ausgehend, dass ein Implantat 30 bis 40 Jahre im Kiefer verbleibt, ist es wichtig, dass es möglich ist, das Implantat auch während dieser Zeit neu versorgen zu können. Das Implantat ist nur die künstliche Wurzel. Diese bleibt unberührt im Knochen. Das, was aus dem Zahnfleisch herausragt, die Krone, kann in dieser Zeit kaputtgehen und muss ausgewechselt werden. Nun ist es möglich, dass sich deine Zahnsituation ändert und auf dem Implantat eine Brücke befestigt werden muss. In diesen Fällen ist es wichtig, dass der Zahnarzt die entsprechenden Ersatzteile und Schraubendreher für das Implantatsystem erhält. Handelt es sich jedoch um einen ausländischen, kleinen, unbekannten Implantathersteller, den es möglicherweise in 20 Jahren nicht mehr gibt, sind auch die Ersatzteile nicht mehr erhältlich. Das kann ein großes Problem werden. Wie in allen Bereichen gibt es auch bei Implantaten sogenannte Auslaufmodelle, die günstiger eingekauft werden können. Eine eingesessene deutsche Praxis, die noch lange bestehen möchte, kauft solche Implantatsysteme nicht ein, denn sie möchte in 20 bis 30 Jahren ihre Patientinnen und Patienten noch immer gut versorgen können. Das bedeutet: Diese Praxis verzichtet bewusst auf den günstigen Einkauf eines Auslaufmodells, um dir die

Garantie geben zu können, dieses Implantat auch in vielen Jahren noch ersetzen zu können. Eine solche Garantie hast du bei einem günstigen Implantat aus dem Ausland nicht.

Keiner wünscht sich das, jedoch kann es bei Zahnbehandlungen auch zu Komplikationen kommen. Einen Zahnarzt in Deutschland, der vermutlich in deiner Nähe praktiziert, kannst du immer schnell aufsuchen und es wird dir sofort geholfen. Meist handelt es sich um eine Leistung der gesetzlichen Krankenkasse. Bei einem ausländischen Zahnersatz musst du alles immer privat bezahlen.

95 Warum sind die Kosten für gleiche Behandlungen in verschiedenen Praxen so unterschiedlich?

Mir ist bewusst, dass viele Menschen glauben, eine Krone bei einem Zahnarzt ist genauso gut wie die bei einem anderen. Oder: Es ist egal, wo die professionelle Zahnreinigung durchgeführt wird. Dies ist nicht der Fall. In jeder Praxis wird etwas anders gearbeitet. Es werden unterschiedliche Materialien, Polierpasten und Spülungen verwendet und Leistungen angeboten. Zum Beispiel gibt es mittlerweile über 20 verschiedene Anbieter für Kunststoffe und über 100 unterschiedliche Kunststoffe, aus denen Füllungen gemacht werden können. Die Preisunterschiede sind enorm, ebenso die Verarbeitung.

Hinzu kommt: Es gibt Praxen, die ködern die Patienten mit niedrigen Kostenvoranschlägen. Während der Behandlung stellen sich dann jedoch »unvorhergesehene Schwierigkeiten« ein. Hinzu kommt: Als Laie kannst du nicht wirklich die Kostenvoranschläge verschiedener Praxen beurteilen, denn du weißt nicht, wie ein Zahnarzt arbeitet, welche Qualität er abliefert, welche Materialien er verwendet und welche Arbeitsschritte durchgeführt werden.

Darüber hinaus ist jede Praxis eine eigene Welt mit Zahnärzten und Mitarbeitern verschiedener Ausbildungen, die über ein unterschiedliches Wissen verfügen.

96 Warum ist ein Implantat so teuer?

Zahnersatz herzustellen ist Präzisionsarbeit. Jedes Stück ist ein Unikat und muss genau passen – sowohl in der Form als auch in der Farbe. Zur Fertigung von Zahnersatz sind immer mehrere Arbeitsschritte notwendig. Beim Implantat kommt noch die chirurgische Leistung hinzu. Während beim Zahnersatz die Krankenkasse einen Teil der Kosten übernimmt, ist das Inserieren eines Implantats eine rein private Leistung. Wenn du allerdings eine Zahnzusatzversicherung hast, die sich auch bei Zahnimplantaten beteiligt, werden dir einige Kosten abgenommen.

Es gibt verschiedene Implantate, die unterschiedlich teuer sind. Der Zahnarzt sucht das passende Implantatsystem heraus. Wichtig dabei ist auch, dass es sich um ein System handelt, für welches er noch nach vielen Jahren Ersatzteile bekommt. Diese renommierten Implantathersteller sind teurer als Mitbewerber, welche Auslaufmodelle anbieten. Der tiefere Griff in die Brieftasche lohnt sich jedoch und zahlt sich langfristig aus.

Ein Implantat wird nicht einfach spontan in den Kieferknochen gesetzt. Der Zahnarzt plant die Implantation gewissenhaft und beschäftigt sich mit dem Zahnersatz, welcher am Ende eingesetzt werden soll. Manchmal ist es notwendig, dass sich der Zahnarzt mit dem Zahntechniker zusammensetzt und eine Planung ausarbeitet. Dies alles geschieht im Hintergrund, ohne dass du es mitbekommst. Im Nachgang nach der Implantation sind Kontrollen notwendig. Diese sind ebenso in den Kosten eingebaut.

VIII

SPEZIALISTEN FÜR ALLE FÄLLE

97 Wann wird ein Gutachter eingeschaltet?

Ein zahnärztlicher Gutachter ist ein Zahnarzt, welcher als Gutachter arbeitet. Er wird entweder von der Krankenkasse eingeschaltet, wenn du mit der Behandlung deines Zahnarztes nicht zufrieden bist und in der entsprechenden Praxis nicht weiterkommst. Bedeutet: Du hast Probleme mit dem eingesetzten Zahnersatz und dein Zahnarzt nimmt dich nicht ernst oder ist einfach anderer Meinung. Es ist wichtig, dies der Krankenkasse – oder wenn du privat versichert bist, der Versicherung – zu melden. Diese schaltet dann einen Gutachter ein. Es gibt Gutachterverfahren, bei denen der Gutachter Unterlagen vom Behandler einfordert und anhand derer eine Entscheidung trifft. Als Unterlagen werden Modelle, Röntgenaufnahmen, Fotos und Befunde angefordert. Manche Gutachter möchten den entsprechenden Patienten auch sehen und bestellen diesen in ihre Praxis ein.

Unabhängig davon schalten Krankenkassen und Versicherungen Gutachter stichprobenartig ein oder bei größeren Behandlungsplänen.

Der Gutachter hat im Verfahren sowohl Rechte als auch Pflichten. Im Mittelpunkt steht aber immer die unabhängige und neutrale Beurteilung des zugrunde liegenden Sachverhaltes. Der Gutachter hat in seinem Gutachten den Grundsatz »So wenig wie möglich – so viel wie nötig« zu beachten. Kommt er zu dem Ergebnis, dass eine Behandlung lediglich aus ästhetischen Gründen durchgeführt werden soll, lehnt er den Zuschuss der Krankenkasse beziehungsweise der privaten Versicherung ab.

Wichtig zu wissen: Du musst kein Gutachten akzeptieren. Solltest du mit dem Ergebnis nicht einverstanden sein, darfst du einen sogenannten Obergutachter einschalten. Auch deine Zahnärztin oder dein Zahnarzt darf das. Solltest du beispielsweise mit einer Zahnbehandlung unzufrieden sein und einen Gutachter über die Krankenkasse einschalten lassen, der deine Meinung teilt und dem Zahnarzt auferlegt, die Therapie zu wiederholen, kann dein Zahnarzt dagegen sprechen und ein Obergutachten anfordern.

Es kommt häufig vor, dass Patienten nach einem Gutachten nicht mehr in die alte Praxis gehen möchten, weil sie das Vertrauen in den

Zahnarzt verloren haben. In dem Fall ist es wichtig, dies der Krankenkasse mitzuteilen. Keiner zwingt dich, bei deinem alten Zahnarzt zu bleiben. Der Zahnarzt hat jedoch das Recht, eine Arbeit zu wiederholen. Wenn das Vertrauen jedoch gestört ist, wird dem Zahnarzt das bereits gezahlte Honorar abgezogen, sodass die Krankenkasse es für eine erneute Behandlung wieder zur Verfügung stellen kann. Übrigens darf auch der Zahnarzt eine Nachbesserung verweigern.

98 Wann sollte ich zum Spezialisten gehen?

Der Zahnarzt ist ein Spezialist für Zahnbehandlungen. Dennoch gibt es in diesem Fachbereich noch weitere Spezialisierungen. Der Kieferorthopäde beispielsweise korrigiert Zahnfehlstellungen, fertigt also Zahnspangen jeglicher Art an; der Gnathologe stellt den Biss, die Kiefergelenke und die Kauebene ein; Endodontologen führen nur Wurzelbehandlungen durch; Oralchirurgen operieren Zähne und Kieferknochen; der Mund-Kiefer-Gesichts-Chirurg ist für größere Operationen an Zähnen, Kiefer und Gesicht zuständig (er hat übrigens Medizin und Zahnmedizin studiert). Der ganzheitliche Zahnarzt hat weiterführende Kenntnisse in naturheilkundlichen Verfahren; der Parodontologe führt ausschließlich Zahnfleischbehandlungen durch, der Kinderzahnarzt behandelt nur kleine Patienten und Implantologen schließlich haben sich auf Implantate spezialisiert.

Du kannst dir den Zahnarzt wie einen Allgemeinarzt vorstellen, der grundsätzlich alle Behandlungen durchführen kann. Wenn jedoch ein Fall ganz speziell, kompliziert und schwierig ist, bist du meist bei einem Spezialisten besser aufgehoben. In der Regel überweist dein Zahnarzt dich dorthin, wenn er unsicher ist oder eine Therapie schlichtweg nicht beherrscht. Du kannst jedoch auch selbstständig einen Spezialisten aufsuchen, wenn du dir nicht sicher bist und eine weitere Beratung wünschst. Du benötigst keine Überweisung.

99 Was kann ich tun, wenn ich mit der zahnärztlichen Leistung nicht zufrieden bin?

Wie bei allem im Leben kann es auch vorkommen, dass eine zahnärztliche Leistung nicht gelingt oder du einfach nicht zufrieden bist. Meine Empfehlung in einem solchen Fall ist: Sprich mit dem Zahnarzt. Schildere deine Probleme und bleibe ganz sachlich. Es ist wichtig, etwas Geduld mit dem eigenen Körper zu haben. Nach einer Zahnbehandlung kann es Wochen oder sogar Monate dauern, bis du dich an die neue Situation, den neuen Biss gewöhnt hast. Zähne können empfindlich reagieren und Nerven gereizt bleiben, sodass eine Wurzelbehandlung erforderlich wird. Dies alles liegt im Bereich des Möglichen. Dafür kann dein Zahnarzt nichts. Auch bei bester Durchführung und Qualität können solche Probleme auftreten. Manche Schwierigkeiten, die dir ganz groß erscheinen, können aber durch wenige Handgriffe des Zahnarztes behoben werden. Daher ist es enorm wichtig, darüber zu sprechen, was dich stört und dir Probleme bereitet.

Solltest du bei deinem Zahnarzt auf taube Ohren stoßen, weder Hilfe noch Erklärungen erhalten, hast du die Möglichkeit, deine Krankenkasse einzuschalten. Diese wird einen Gutachter beauftragen, der den Fall klärt.

100 Kann ich etwas gegen meine Zahnarztangst tun?

Das Vermeiden von Zahnbehandlungen ist ein Verdrängungsmechanismus, den viele Angstpatienten im Laufe der Zeit entwickeln. Allerdings führt dies bei den Betroffenen oft zu unangenehmen Folgen. Nicht nur im Bereich der Zähne. Menschen mit Angst vorm Zahnarzt sind sich sehr wohl der Notwendigkeit bewusst, sich einer Behandlung zu unterziehen. Aufgrund der Angst vor dem Zahnarzt zögern sie diese aber immer wieder hinaus. Dabei wäre oft nur eine Sitzung nötig, damit sie wieder schmerzfrei und befreit leben können.

Um diese Ängste zu lösen, ist es notwendig, sie zu analysieren. Das Bewusstsein für diese Angst ist dabei der erste Schritt. Zahnarztangst ist nicht angeboren. Es gibt verschiedene Gründe, warum sich eine solche Angst herausbilden kann. Oftmals liegt es auch nur daran, dass der Patient lange nicht mehr beim Zahnarzt gewesen ist und sich in einen Teufelskreis hineinmanövriert hat, je länger er den nächsten Besuch hinausschiebt. Die Gründe für die Angst vor dem Zahnarzt können vielfältig sein. Schmerzhafte Erlebnisse aus erster oder zweiter Hand, die sogenannte Erwartungsangst vor den möglichen Schmerzen oder Spritzen spielen oft eine entscheidende Rolle. Angstpatienten ist durchaus bewusst, dass eine Zahnbehandlung die beste Lösung wäre, doch sie kommen oft ohne Hilfe nicht aus dieser Spirale der Angst heraus.

Viele Praxen haben sich auf Angstpatienten spezialisiert. Sie bieten spezielle Formen der Sedierung an. Von der Lachgasanalgesie bis hin zur Vollnarkose wird alles angeboten, um dem Patienten ein möglichst angenehmes Zahnarzterlebnis anzubieten.

Zahnarztangst sitzt manchmal sehr tief. Mit dem Verstand ist diese nicht immer zur fassen. In einfacheren Fällen hilft es jedoch schon, homöopathisch mit Rescuetropfen, Chamomilla oder Baldrian zu behandeln. In der Ayurvedamedizin wird gern das Ashvaganda eingesetzt. Weiterhin können auch Akupunktur und Hypnose helfen, dem Zahnarztbesuch mit der nötigen Distanz zu begegnen.

Ganz wichtig: Sprich mit dem Zahnarzt über deine Angst und mache dir bewusst, dass er nichts mit dem zu tun hat, was in der Vergangenheit geschehen ist. Er möchte dir helfen und gibt sein Bestes.

Eine weitere Möglichkeit, die Angst vor dem Zahnarztbesuch zu überwinden, kann auch eine Meditation vor der Behandlung oder eine Hypnose zur Aufdeckung der Ursache sein.

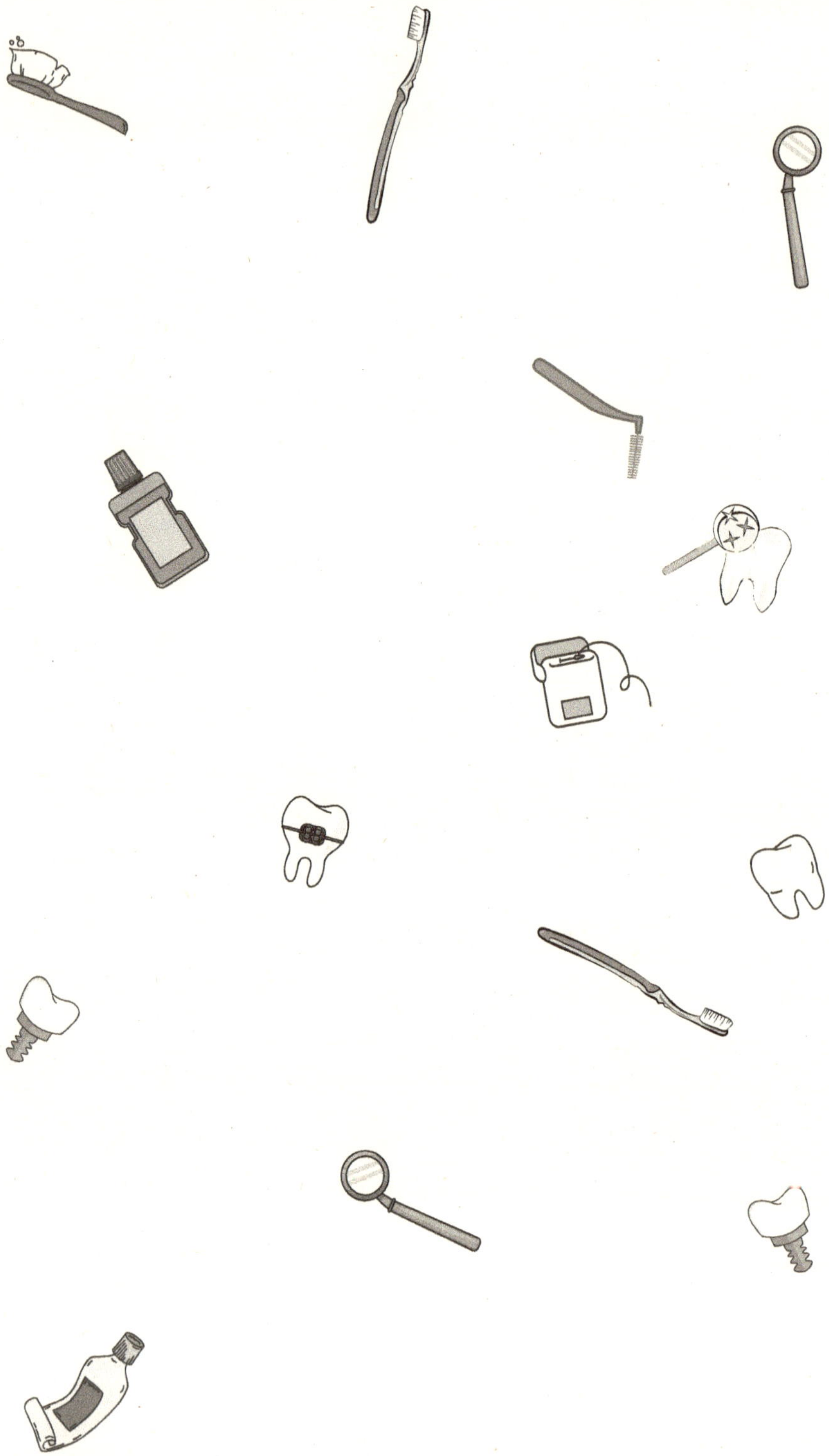

IX

PRÜFE DICH SELBST

Je besser wir unseren Körper kennen und seine Sprache verstehen, umso besser können wir auch unsere Gesundheit gestalten. Die folgenden Checklisten helfen dir dabei zu erkennen, worauf du achten kannst und ob du ein spezielles Problem hast, bei dem du aktiv werden solltest. Denn: Wahre Früherkennung beginnt bei uns selbst.

Checkliste Parodontitis – so findest du heraus, ob du betroffen bist

- ☐ Dein Zahnfleisch blutet beim Zähneputzen oder der Verwendung von Zahnseide oder Zwischenraumbürstchen.
- ☐ Dein Zahnfleisch ist an einigen Stellen gerötet.
- ☐ Das Zahnfleisch ist immer wieder geschwollen.
- ☐ Die Zähne sind sensibel und reagieren auf Temperatur.
- ☐ Das Zahnfleisch ist häufig irritiert.
- ☐ Du ernährst dich sehr einseitig.
- ☐ Du verwendest keine Zahnseide und auch keine Zwischenraumbürstchen.
- ☐ Du rauchst.
- ☐ Du hast sehr viel negativen Stress.
- ☐ Du hast den Eindruck, dass Zähne wandern, sich in ihrer Stellung verändern und einzelne Zähne gelockert sind.

Checkliste CMD – daran erkennst du eine Craniomandibuläre Dysfunktion

- ☐ Die Kiefergelenke machen Geräusche.
- ☐ Die Mundöffnung ist nicht gerade, sondern S-förmig.
- ☐ Deine Kaumuskulatur ist verspannt.
- ☐ Die Zähne schmerzen immer wieder.
- ☐ Du wachst am Morgen mit Kopf- und Nackenschmerzen auf.

- ☐ Die Zähne weisen Schleifspuren auf.
- ☐ Füllungen und Kronen brechen immer wieder ab.
- ☐ Du hast chronische Nackenverspannungen.
- ☐ Deine Zunge weist Zahnabdrücke auf.
- ☐ Du hast Schwierigkeiten, den Mund beim Zahnarzt über eine längere Zeit aufzuhalten.

Checkliste Zahnpflege – darauf musst du achten

- ☐ Reinige auch die Zahnzwischenräume.
- ☐ Verwende zusätzlich zur Zahnseide auch Zahnzwischenraumbürstchen.
- ☐ Verwende eine Zahnpasta, die Mineralien für deine Zähne enthält.
- ☐ Verwende eine Zahnpasta, die Pflegestoffe für dein Zahnfleisch enthält.
- ☐ Verwende Zahnpflegeprodukte ohne Tenside, Parabene, künstliche Aromen und künstliche Farbstoffe.
- ☐ Verwende möglichst Bioprodukte für deine Zahnpflege.
- ☐ Verzichte auf chemische Produkte wie Schäumer und Konservierungsmittel.
- ☐ Verzichte auf desinfizierende Mundwässer.
- ☐ Reinige täglich auch deine Zunge.
- ☐ Entsorge deine Zahnbürste nach einem Infekt oder nach drei Monaten.

Checkliste Zahnpflegeprodukte – darauf solltest du beim Kauf schauen

- ☐ Die Zahnpasta sollte möglichst wenig Chemie enthalten. Schaue in der Bioabteilung nach entsprechenden Produkten, die keine künstlichen Aromen, Farbstoffe, Parabene, Schäumer und Konservierungsstoffe beinhalten.

- ☐ Achte darauf, dass die Zahnpasta deinen Bedürfnissen angepasst ist. Wenn du Zahnfleischprobleme hast, sollte sie möglichst viele pflegende Substanzen für das Zahnfleisch beinhalten. Das wären: Kamille, Salbei, Neem, Thymian.
- ☐ Kaufe Produkte, die nachhaltig und umweltbewusst verpackt sind.
- ☐ Wenn du eine Mundspülung benötigst, nimm ein Konzentrat, welches du nach deinem Bedarf verdünnen kannst.

Checkliste Implantate – so halten deine Implantate ein Leben lang

- ☐ Nachdem ein Zahn gezogen worden ist, sollte der Knochen ausreichend Zeit erhalten, um gut zu verheilen und zu mineralisieren. Das sind in der Regel zwischen drei und sechs Monate.
- ☐ Bereite dein Immunsystem mit einer guten, vollwertigen Ernährung vor.
- ☐ Sorge dafür, dass Zahnfleischprobleme vorher beseitigt werden. Sollte eine Zahnfleischbehandlung (Parodontitis) vorliegen, ist diese unbedingt vorher zu therapieren.
- ☐ Fülle deine Immunspeicher mit Vitaminen und Spurenelementen auf.
- ☐ Nimm ca. vier Wochen vor der Implantation regelmäßig Vitamin C und Zink zu dir. Dies benötigt der Körper für eine gute Wundheilung.
- ☐ Gewöhne dir eine sehr gute Zahn- und Mundpflege an. Verwende unbedingt Zahnseide *und* Zwischenraumbürstchen.
- ☐ Verzichte auf desinfizierende Mundwässer. Diese zerstören deine Mundflora. Die Wundheilung wird dadurch verzögert.
- ☐ Höre auf zu rauchen!
- ☐ Nimm dir am Tag der Implantation und auch am Folgetag frei. Stress belastet die Wundheilung.
- ☐ Gehe positiv an die Implantation heran. Deine Zahnärztin/dein Zahnarzt tut sein Bestes. Glaube daran, dass dein Körper einen guten Job macht und das Implantat gut einheilen wird.

Nachwort

Ich hoffe, dass ich dich mit dieser Fragen-Antwort-Sammlung in deiner Zahn- und Allgemeingesundheit unterstützen konnte. Es ist mir ein großes Anliegen, die Zusammenhänge in unserem Körper in Bezug zu den Zähnen und der Psyche darzustellen, dir zu helfen, mehr und mehr in deine eigene Mitte zu kommen und gesund zu sein. Je besser du dich kennst, umso selbstbewusster und zufriedener und somit auch gesünder bist du. Du kannst wirklich viel selbst für dein Wohlbefinden und ein strahlendes Lächeln tun – wenn du weißt wie.

In meinem kostenfreien Podcast »Deine Gesundheit machst du selbst«, welcher wöchentlich neu erscheint, bekommst du noch mehr Informationen und Inspiration. Auch auf meinem YouTube-Kanal und in den sozialen Netzwerken findest du mich. Ich arbeite stets an deinem Lächeln. Denn: Letztlich beginnt jede positive zwischenmenschliche Beziehung mit einem Lächeln. Es sagt mehr als tausend Worte. Ein Lächeln baut Brücken auf und beendet Kriege.

Mein Beruf ist so wunderschön, denn ich darf Menschen von ihren Schmerzen befreien, ihnen zu mehr Lebenslust und Vitalität verhelfen, sie verschönern und von vielen Ängsten und Sorgen befreien.

Ich stelle mir vor, wie gut und sicher du dich fühlst, wenn du das nächste Mal aufgeklärt und angstfrei zu deinem Zahnarzt gehst. Du weißt bereits, was du willst, was dir wichtig ist und worauf du achten möchtest. Du kannst die richtigen Fragen stellen und die richtigen Entscheidungen treffen. Denn: Du weißt bereits, was dein Lächeln strahlend macht, was Bleaching und Veneers bewirken können und kennst verschiedene Materialien. Du weißt, was bei Zahnverlust zu tun ist und du hast den richtigen Versicherungspartner an deiner Seite. Du bist vorbereitet – und das verschafft dir ein gutes Gefühl von Sicherheit und Souveränität.

Ich freue mich, dass ich dazu beitragen konnte. Hinterlasse mir gern ein Feedback oder stelle mir neue Fragen in den sozialen Netzwerken. Die Welt verändert sich rasend schnell und somit auch die Möglichkeiten der Zahnmedizin. Ich stehe dir gern mit Rat und Tat zur Seite.

Deine Dr. Annette Jasper

Literatur

Altmann, Susanne: *Z wie Zähne: Was Zähne verraten. Wofür Zähne stehen. Warum weiß nicht gleich gesund ist.* Verlag Facultas/Maudrich, 2016

Bundeszahnärztekammer: *Statistisches Jahrbuch 2020*

Deutsche Gesellschaft für Parodontologie e. V.: www.dgparo.de

Deutsche Gesellschaft für Funktionsdiagnostik und -therapie: www.dgfdt.de

Deutsche Gesellschaft für Implantologie: www.dgi-ev.de

»Die Zähne«, *FOCUS Magazin* Verlag GmbH, Sonderausgabe Gesundheit, Nr. 25/2015

Graf, Karlheinz: *Störfeld Zahn*, Urban & Fischer Verlag/Elsevier GmbH, 2010

Goldstein, Ronald E.: *Dein neues Lächeln*, Quintessenz Verlags-GmbH, 2010

Nagel, Ramiel: *Karies heilen: Natürlich starke Zähne mit der richtigen Ernährung*, Golden Child Publishing 2013

Über die Autorin

Die Zahnärztin Dr. Annette Jasper ist seit über 20 Jahren in ihrer Praxis für ganzheitliche metallfreie Zahnheilkunde in München tätig. Ihre Spezialgebiete sind die Implantologie und die Behandlung der Craniomandibulären Dysfunktion (CMD). Sie beschäftigt sich insbesondere mit der Auswirkung von Zahnerkrankungen auf den Organismus. Zu ihren Patienten gehören auch Spitzensportler.

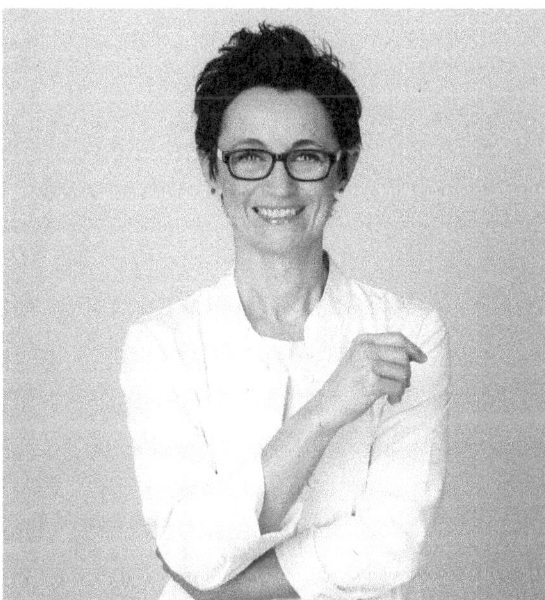

Danksagung

An dieser Stelle möchte ich Danke sagen. Ich danke dir, weil du dieses Buch in der Hand hältst und dich für deine Zahngesundheit interessierst. Dies gibt mir viel Kraft und Energie, weiterhin alles daranzusetzen, die Zusammenhänge zwischen den Zähnen, unseren Organen und unserer Seele zu beleuchten.

Danke für alle deine Fragen, die mich über diverse Kanäle erreichen. Du darfst dich auch weiterhin an mich wenden und mich herausfordern, die Zusammenhänge so leicht wie möglich zu veranschaulichen und dir die Angst vor dem nächsten Zahnarztbesuch zu nehmen. Durch das Lesen dieses Buchs hast du nun eine gute Grundlage, um Behandlung und Ratschläge deiner Zahnärztin oder deines Zahnarztes zu verstehen, aber auch zu hinterfragen.

Wenn du meine volle Aufmerksamkeit bezüglich eines speziellen Themas benötigst oder vielleicht eine Zweitmeinung haben möchtest, jedoch nicht nach München reisen kannst oder willst, so hast du immer die Möglichkeit, mich in meiner Online-Sprechstunde zu besuchen. Für eine Terminierung melde dich hier: https://drannettejasper.de/online-sprechstunde/

Ich bedanke mich bei meiner Familie, meinem Mann und meinen Kindern. Danke für die Unterstützung bei allen meinen Projekten.

Selbstverständlich wäre dieses Buch nie entstanden, wenn der riva-Verlag, allen voran Susanne Beinvogl und Birgit Dauenhauer, mich nicht unterstützt hätten. Sie haben mich zum wiederholten Mal bei einem Buchprojekt begleitet und mir ihr Vertrauen geschenkt. Ich danke Ulrike Reinen für das geduldige und liebevolle Lektorat.